Arte e Cura
Passado, Presente e Futuro

EURICO DE AGUIAR

2

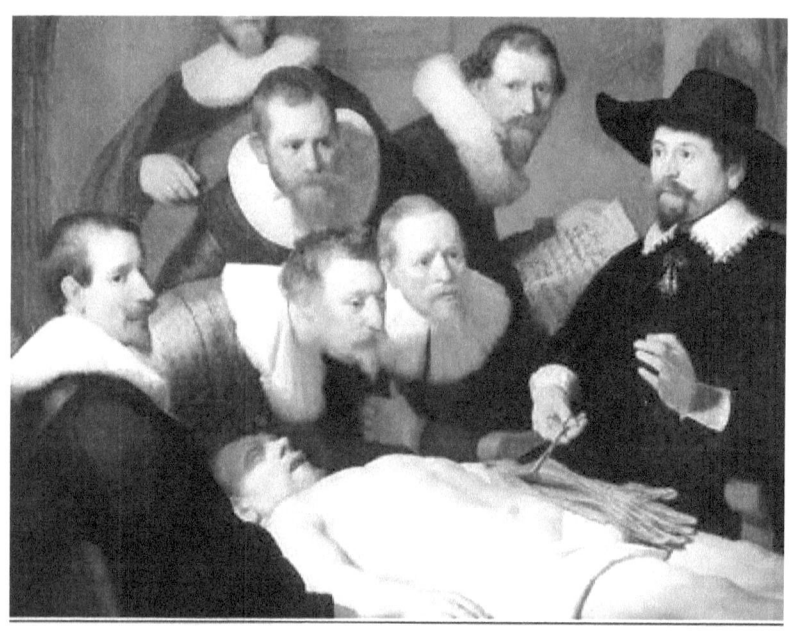

Sobre o autor

Eurico de Aguiar é médico, especialista em Patologia Clínica e em Perícia Médica, além de mestre em Microbiologia Clínica e Sanitária.

Aos profissionais de saúde que, ao longo da pandemia pelo novo coronavírus, têm demonstrado elevado nível de dedicação e profissionalismo.

"Brutus está doente... E é bom para a saúde sair quase sem roupa e aspirar os humores da úmida alvorada? Brutus está doente e abandona o leito confortável para expor-se ao pernicioso contágio da noite e desafiar o ar resfriado e viciado que ainda mais lhe aumentará o mal?".
Júlio César, segundo ato[1].

---

[1] Shakespeare, W. Obra completa, vol. I, José Aguilar Editora, Rio de Janeiro, 1969.

ÍNDICE

Introdução

A arte primitiva de curar

O início
A arte chinesa de curar
A arte mesopotâmica de curar
A arte egípcia de curar
A arte hebraica de curar
A arte indiana de curar
A arte grega de curar
A escola de Alexandria
A arte romana de curar
Sorano
Galeno
A decadência de Roma e o surgimento das civilizações religiosas
O declínio da importância da arte de curar
Arte e curar e cristianismo
Paulus de Aegina
Os árabes
As primeiras universidades
Astrologia e doenças
Fisioterapia
Ameríndios e doenças
A arte de curar dos aztecas, maias e incas
Doenças que mais importância tiveram na Idade Média:
Lepra
Peste Negra
A morte negra do mar
Outras doenças medievais

A arte empírica de curar

As novas idéias filosóficas
A Renascença
Andreas Vesalius
Os anfiteatros anatômicos
Girolamo fracastoro
Paracelso
Jean Fernel
Ambroise Paré
Johann Weyer
Fabrizio de Acquapendente
As transformações européias
Johannes Kepler

A mecânica newtoniana
William Harvey
As primeiras sociedades e revistas científicas
Thomas Willis
Leewnhoek
As primeiras estatísticas
Thomas Sydeham
Boerhaave
John Hunter
Morgagni
A arte de curar no Brasil
Os primeiros livros de medicina publicados no Brasil
Bernardino Ramazzini
A revolução francesa
A libertação dos doentes mentais
O início da geografia médica
Johann Peter Frank
A revolução industrial e a reforma sanitária
Läennec
Semmelweis
O surgimento da homeopatia
O início da homeopatia no Brasil
Mesmer e o magnetismo animal
Início da pesquisa experimental em fisiologia
Doenças que mais importância tiveram até o final da Idade Moderna:
Tuberculose
Cólera

A arte moderna de curar

As idéias filosóficas do século XIX
Louis Pasteur
Charles Darwin
Claude Bernard
A morte da dor
Rudolph Virchow
Robert Koch
As consequências dos avanços da bacteriologia, fisiologia e patologia
Gregor Johann Mendel
A arte de curar no Brasil no século XIX
A criação dos laboratórios de saúde pública no Brasil
Joseph Lister
O início da odontologia científica
Bilroth e a cirurgia experimental
Uma nova enfermagem
A medicina natural
O surgimento da pediatria
Cai o último inimigo da cirurgia

O início do diagnóstico por imagem
Harrison
Erlich
Dogmak
Marie Curie
Oswaldo Cruz
A revolta da vacina
Carlos Chagas
Juliano Moreira
A descoberta da insulina
Fleming
Freud e a criação da psicanálise
A história natural das doenças
A educação médica nos EUA
Doenças mais importantes no início do século XX:
Febre amarela
Gripe

A arte contemporânea de curar

A descoberta do código genético
As novas tecnologias e a evolução das ciências da saúde
A ética em pesquisa científica
Um olhar sobre a história
Doenças mais importantes no final do século XX e início de XXI:
As doenças crônicas não transmissíveis
Síndrome da Imunodeficiência Adquirida
Dengue
Covid-19

Relíquias da arte de curar

Receita de anticoncepcional
Receita para saber o sexo dos filhos
Receita contra resfriado
Plantas usadas pela medicina chinesa tradicional
Plantas usadas pelos mesopotâmicos
Receita contra a tosse
Receita para eliminar cálculos renais
Tratamento de pneumonias
Sobre o ensino da cirurgia
Sobre a ética médica
Sobre a natureza das coisas
Sobre como lidar com as frustrações
Sermão da quarta-feira de cinzas
Receita para a fumigação aromática
Recomendações para a preservação da saúde
Receitas contra a tristeza

A diferença entre o verdadeiro e o falso médico
Remédio para a evacuação mensal
A sabedoria da vida
A verdade e a pesquisa
Sobre a ciência experimental
Além do bem e do mal
Como tratar ataque de nervos
Como evitar a calvície
Como tratar diabetes
Como tratar epilepsia
Como tratar insônia
Psicoterapia
Histeria
Amamentação do recém-nascido
Como tratar a obesidade
A defesa da homeopatia
Como prevenir cefaléia e enxaqueca
Sobre a escolha da medicina
Sobre a história da ciência
Sobre a complexidade da natureza
Sobre a arte da vida

Epílogo

Agradecimentos

Bibliografia

INTRODUÇÃO

Ao iniciar um livro como esse é uma conduta prudente lembrar dos ensinamentos do Prof. Fernando Novais, para quem textos assim não se fazem com certezas e nem com afirmações categóricas. Segundo ele, "em História, não pode haver nunca a obra definitiva; tudo a que podemos aspirar são aproximações".[2]

Várias foram as fontes onde pesquisei para chegar ao texto final. Concordo com a visão da importância de se compreender a história das ciências da saúde não como uma linha progressiva conectada por avanços e descobertas, mas como parte de um processo, onde um conjunto de fatores atua e se relaciona entre si.[3]

O motivo principal que me levou a escrever esse livro foi a constatação de que a maioria das escolas médicas de todo o mundo, inclusive no Brasil, tem subestimado a importância do conhecimento da história da medicina.

Só depois de anos de experiência é que alguns médicos se preocupam com leituras sobre filosofia e outras disciplinas culturais. Neste momento, então, passam a se interessar também por essa fascinante aventura ao longo dos tempos.

Filósofos como Platão e Aristóteles foram estudantes das ciências da saúde. A filosofia influenciou a medicina a ponto de Kurt Sprengel[4] ter dito que "a filosofia é mãe da medicina". De modo inverso a ciência tem influenciado a filosofia, como são exemplos a psicanálise e os estudos neurofisiológicos de como opera o intelecto.

Filosofia e ciência assentam-se na mesma base do espírito humano, ou seja, no pensamento. Porém, distinguem-se pelo objeto de estudo. Enquanto a ciência tem por objeto parcelas da realidade, a filosofia procura dirigir-se ao seu conjunto, ou seja, a filosofia seria uma espécie de ciência universal e sua função seria não tanto resolver enigmas, mas sim descobrir maravilhas, oscilando o seu maior interesse entre a "concepção do eu" e a "concepção do universo"[5].

Segundo Hegel, "a filosofia, ao ocupar-se do verdadeiro, só tem a ver com o eternamente presente. Para a filosofia, tudo que pertence ao passado é resgatado, pois a idéia é sempre presente e o espírito é imortal; para ela não há passado nem futuro, apenas um *agora* essencial"[6].

Acredito ainda que a falta de uma melhor formação humanista tem trazido graves conseqüências à forma como as ciências da saúde têm se desenvolvido.

As repercussões de uma visão equivocada da saúde refletem-se, na sociedade, pela crença de que o ato médico é mais importante que as ações de política sanitária para a melhoria da qualidade de vida da população.

---

[2] *Aproximações, Estudos de História e Historiografia.*

[3] *Fontes para a história das ciências da saúde no Brasil (1808-1930).*

[4] Citado por Richard Leonardo, em *History of Medical Thought*. A palavra filosofia significa, em grego, amor à sabedoria.

[5] Johannes Hessen, *Teoria do conhecimento.*

[6] *Filosofia da História.*

Por outra parte, também afeta de forma negativa a relação médico-paciente, desde que, muitas vezes, o profissional passa a acreditar mais na solicitação de exames complementares do que em um exame clínico bem feito. Como já descrito por Lown[7]:

Uma das razões dessa situação é a introdução de tecnologias cada vez mais sofisticadas. Em comparação com as imagens nítidas produzidas por ultrassonografia, ressonância magnética, tomografia computadorizada, endoscopia e angiografia, o relato do paciente é inseguro, confuso, subjetivo e aparentemente irrelevante. Além disso, a obtenção de um relato completo leva muito tempo. Segundo alguns médicos, a tecnologia tornou-se sucedâneo da conversa com o paciente.

E ainda, segundo o mesmo autor:

... a arte de ouvir é a essência da arte da medicina praticada à beira do leito. Escutar com atenção envolve todos os sentidos, não apenas os ouvidos. A prática da arte da medicina exige não apenas o conhecimento adquirido sobre a doença, como a apreciação dos íntimos detalhes da vida emocional do paciente, que em geral se presume ser terreno do psiquiatra. A necessidade de complexo envolvimento com o paciente jamais é mencionada nos compêndios médicos ou citada no treinamento de profissionais. Para ter êxito no curar, o médico precisa ser treinado acima de tudo o mais a ouvir. Apenas o ouvir atentamente já produz efeito terapêutico, pois proporciona o conhecimento de histórias interessantes. São poucos os livros que expõem a condição humana com mais clareza do que o paciente que nos permite olhar profundamente dentro de seus olhos.

Por outro lado, a superespecialização tem levado à perda da noção do ser humano como um todo, passando-se a vê-lo fragmentado, como se a sua pele, ou os seus ossos, ou articulações, não fizessem parte de uma pessoa única. Sabemos hoje, que boa parte das doenças tem comprometimento sistêmico e que cada paciente reage de uma maneira própria às enfermidades. Esta falta de uma visão holística é conseqüência, também, do desconhecimento da história da medicina.

Segundo Edgar Morin[8], "a hiperespecialização impede tanto a percepção do global (que ela fragmenta em parcelas), quanto do essencial (que ela dissolve). Impede até mesmo tratar corretamente os problemas particulares, que só podem ser propostos e pensados em seu contexto".

Acreditar, no entanto, que a formação de nível superior possa ser modificada, sem, concomitantemente, ocorrerem mudanças profundas nos modelos que regem atualmente a formação dos profissionais de saúde, seria demonstração de considerável ingenuidade e de falta de pragmatismo. A abordagem das mudanças deve ser sistêmica, incluindo desde os currículos e métodos de ensino até os sistemas de avaliação de desempenho e de competências dos estudantes[9].

Afora isto, a evolução da engenharia genética, da reprodução assistida, da manutenção artificial de certas funções vitais e dos transplantes de órgãos, além de outras conquistas científicas, tem levado à discussão de várias questões de caráter ético e de acentuada importância para o futuro da humanidade.

Para Heidegger[10], o homem moderno encontra-se em situação de desamparo devido à quebra na tradição causada pelo desenvolvimento da ciência moderna e pelo domínio da tecnologia na cultura ocidental. O niilismo, que caracteriza parte da

---

[7] Em A arte perdida de curar.

[8] Em *Os sete saberes necessários à educação do futuro*.

[9] Com uma metodologia de ensino centrada no estudante, uma pedagogia interativa e uma avaliação eminentemente formativa.

[10] Idéia compartilhada com Hannah Arendt.

civilização atual e que tem contribuído para o aumento do consumo de drogas com suas repercussões negativas, como o incremento da violência nas grandes cidades[11], seria conseqüência da morte da tradição.

Uma outra maneira de abordar essa questão foi como o antropólogo Claude Lévi-Straus se pronunciou: "No momento em que o homem não conhece nenhum limite para seu poder, ele começa sua autodestruição".[12]

Também o filósofo polonês Leszek Kolakowski deu uma importante contribuição a esse debate quando disse: "Ser completamente livre de qualquer sentido, ser totalmente livre da tradição, é situar-se no vazio e, portanto, explodir, pura e simplesmente. A utopia da autonomia total e a esperança de perfeição ilimitada são talvez os mais eficazes instrumentos de suicídio que a cultura humana jamais inventou."[13]

Há várias maneiras de apresentar a história das ciências da saúde. Há livros de centenas de páginas, com numerosas seqüências de nomes e datas. Há, ainda, outros que procuram dividir esse relato através dos séculos. Outra maneira foi a utilizada por Bynum[14], em que a medicina é dividida em cinco tipos: à beira do leito (ou voltada para atendimento a domicílio), teórica (ou vinculada a estudos e em universidades), hospitalar, social (ou voltada para a comunidade) e laboratorial (e ligada mais à área de pesquisas, utilizando-se animais de laboratório ou mesmo seres humanos, como nos casos de ensaios terapêuticos).

Outra forma que poderia ser mais razoável e interessante de fazer essa descrição haveria de procurar detectar seus momentos mais marcantes.

Segundo Thomas Kuhn[15], a pesquisa científica pode ser dividida em períodos de desenvolvimento relativamente tranqüilos, intercalados por períodos de alteração importante, ou de verdadeiras revoluções no campo da ciência. Durante um determinado período, o conhecimento é governado por um paradigma geralmente aceito.

O paradigma, essencialmente um marco conceitual envolvendo tanto a teoria como a prática, permite a acomodação dos novos conhecimentos que vão sendo adquiridos ao longo do tempo, até que um novo marco ou paradigma não mais permita que esta acomodação continue a ser feita.

Toda esta estrutura é posta abaixo a partir do surgimento de um novo marco conceitual. Um exemplo de como uma revolução como essa ocorreu, no campo da biologia, foi a teoria evolucionista de Darwin, que derrubou por completo a teoria de que cada espécie havia sido criada de modo independente, ou seja, de que as características das espécies eram fixas.

Três momentos da história da arte de curar foram fundamentais, segundo diversos autores, servindo, em conseqüência, como marcos de diferentes períodos de seu desenvolvimento:

- O primeiro foi a publicação do livro de anatomia de Andreas Vesalius, *De humani corporis fabrica*, em 1543, quando o ensino das bases

---

[11] Incluindo lesões e mortes em acidentes de trânsito, homicídios e suicídios.
[12] Citado por Simmons, em *Os 100 maiores cientistas da história*.
[13] Citado por Jean-Claude Guillebaud, em *A Força da Convicção*.
[14] Em *História da Medicina*.
[15] Em *A estrutura das revoluções científicas*.

cirúrgicas da medicina passou, de um método especulativo e baseado no estudo da anatomia de animais, para um método científico e apoiado na dissecação de cadáveres humanos.
- O segundo momento importante foi a teoria dos germes, elaborada por Louis Pasteur, em 1862, que anulou, em definitivo, a teoria da geração espontânea, aceita desde a Antigüidade.
- O terceiro marco desta história foi a descoberta da estrutura helicoidal do ácido desoxirribonucléico (ADN) por James Dewey Watson e Francis Harry Crick, em 1953, e posteriormente, do código genético. A partir desse período as ciências da saúde deram um salto qualitativo cujas conseqüências, no futuro, é impossível avaliar atualmente.

A última parte desta obra procura resgatar alguns momentos que se perderam com o tempo. É interessante, por reproduzir verdadeiros clássicos da história da ciência, e de como algumas doenças foram tratadas até o início do século XX.

Algumas personalidades são apresentadas através de seus próprios relatos, o que contribui para enriquecer o período em que desenvolveram suas pesquisas e obtiveram suas conquistas.

Uma conclusão que se pode tirar ao ler esse texto é a de que a humanidade não deve apenas aos médicos a grande transformação por que passou a arte de curar, desde os tempos mais remotos até os dias de hoje.

Advogados, professores, jornalistas, engenheiros, físicos, químicos, farmacêuticos, dentistas, fisioterapeutas, nutricionistas, veterinários, enfermeiros, biólogos, psicólogos e até mesmo profissionais sem nenhum curso superior, como o holandês Leeuwenhoek, inventor do microscópio, deram considerável contribuição para o desenvolvimento desta nobre arte.

Além disso, inúmeras pessoas anônimas e que jamais terão seus nomes lembrados, mas que também deram uma importante contribuição às pesquisas e à evolução das ciências da saúde, até mesmo por meio de seu singelo trabalho cotidiano, são também merecedoras de respeito e admiração.

A elas também dedico este livro.

A arte primitiva de curar

A medicina pode ser definida como a arte de se ocupar dos fenômenos do amor, próprios ao corpo.
Platão, *O Banquete*

O início

Quando a humanidade, em seus primórdios, vivia em harmonia com a natureza - e quando esta dominava o espírito humano, e não o contrário – os processos de cura eram essencialmente empíricos.

Foi assim, desta maneira mágica, que a medicina se desenvolveu. Em sua manifestação popular ela permanece, até hoje, em estreita relação com o aprendizado das diversas forças da natureza de um lado e as crenças em magia, de outro.

Por meio da observação dos povos primitivos atuais temos um retrato fiel das formas de vida dos seres humanos no passado mais remoto.

Há quem afirme que o medo criou o sentimento religioso[16]. A fragilidade do homem frente à natureza, às doenças e às demais dificuldades de sua miserável existência tornava-o carente do sobrenatural, como forma de proteção em meio a um cenário tão adverso.

Na sua origem a prática da magia se confunde com a da religião, concentrando-se em alguns indivíduos que passaram a ser considerados como dotados de poderes extraordinários.

No dia em que surgiu o primeiro mago, surgiu também o primeiro sacerdote e o primeiro médico.

Seria natural, em consequência, que aqueles que praticassem a medicina primitiva fossem os mesmos que, conhecendo a fragilidade do ser humano e as virtudes das plantas e dos venenos dos animais, também passassem a se atribuir poderes diferenciados dos demais. Os mesmos que, possuidores de faculdades fantásticas, eram tidos como capazes de convocar os espíritos dos mortos ou de apaziguá-los.

A prática de suas funções torna-os mediadores entre o homem e os deuses, o que os leva a alcançar o maior atributo divino de todos os tempos, o poder sobre a vida e a morte e a capacidade de curar doenças.

O crescente conhecimento permite que fiquem cada vez mais poderosos.

Assim, para guardar seus segredos e manter sua fonte de domínio, eles constituem uma casta - ligada por ritos especiais - e, freqüentemente, por um sistema complicado e secreto de iniciação.

Realizam, periodicamente, cerimônias de sacrifícios ou ritos sangrentos, pelo reconhecimento da importância do sangue como fonte de vida, já que os primeiros caçadores acreditavam que a alma dos animais estava no seu sangue, partindo daí

---

[16] Ambrogio Donini, em *Breve História das Religiões*.

também a crença de que por esse meio poderiam apropriar-se da força vital do inimigo.

Ou, ainda, realizam cirurgias, como as trepanações do crânio - feitas desde o período neolítico -, ou as cirurgias de mutilação e castrações até hoje usadas em tribos africanas primitivas, que removem o clitóris de meninas cada vez mais jovens.

Uma atmosfera de mistério os envolve. Vestimentas coloridas, amuletos sagrados, peles de animais e outros fetiches contribuem para diferenciá-los dos demais.

Mas, por trás de toda essa aparente simplicidade, há uma dose de sabedoria. Seja em decorrência da experiência acumulada, através da sugestão ou do uso de plantas - atividade terapêutica reconhecida na atualidade - eles conseguem realizar seus processos de cura.

Finalmente, pode-se dizer que a medicina se originou contemporaneamente com a civilização, não como ciência, mas como uma crença de que era um dom concedido pelos deuses.

A arte chinesa de curar

A China possui os textos médicos mais antigos que conhecemos. O pai da medicina chinesa, Fu-Hsi, viveu há cerca de 2900 anos a.C., e inventou a filosofia fundamental do yang e do yin.

Em seguida, por volta de 200 anos depois, surgiu Shen-Nung. Sua obra, *Pen Tsao Kang Mu* (*Classificação das Raízes e Ervas*), aborda, principalmente, a farmacopéia vegetal com descrição superior a mil drogas, algumas usadas até hoje.

Outra contribuição da medicina chinesa é o uso do ferro (para anemias), do arsênico (para as febres intermitentes), do mercúrio (no tratamento de algumas infecções) e do ópio (para a dor). São da China, também, os mais antigos registros sobre infusões obtidas com uma planta (Ma Huang) utilizada para tratar a asma, que, hoje se sabe, tem como componente ativo a efedrina. A substância produz dilatação da árvore brônquica, apesar de aumentar a frequência cardíaca.

Outra planta importante para os chineses era o ginseng. Acreditavam que nela existiria uma substância que potencializava a virilidade. De sua raiz faziam chás que deveriam ser bebidos por oito dias consecutivos. Recomendavam ainda, que a raiz também fosse ingerida para que se obtivesse um maior efeito terapêutico.

O imperador Huang-Ti, que viveu por volta de 2600 a.C., foi autor do livro *Nei Ching* (*Doutrina do Interior*). Trata-se da reconstituição de diálogos entre o imperador e um de seus ministros, Chi Po. Os diálogos abordavam as funções do corpo humano, suas doenças e suas curas.

É interessante constatar, nessa obra, a afirmação de que o sangue do corpo humano estaria sob o controle do coração e seria por ele regulado; e que o sangue circula de forma contínua, o que só viria a ser confirmado por William Harvey, no século XVII.

Uma outra contribuição da medicina chinesa foi a crença de que o corpo era formado por cinco elementos, ou ainda por cinco tipos de processos, cada um representado por um arquétipo: terra, fogo, água, madeira e metal. A saúde seria decorrência da harmonia entre tais elementos. Essa concepção veio, posteriormente, a influenciar a medicina grega da Antiguidade, cuja teoria dos humores (líquidos ou elementos básicos do organismo) tem origem nessa fórmula criada pelos chineses e também pelos indianos.

O corpo humano seria uma miniatura do universo e seria constituído dos mesmos materiais desse universo. A doença deveria ser vista mais como uma desarmonia entre o homem e o seu meio ambiente. A medicina tradicional chinesa não faz diferença entre doença física e doença mental, sendo a doença mental consequência da perda de harmonia entre o corpo e o espírito.

Aos cinco elementos corresponderiam não só órgãos, como também planetas. Assim, o coração, o fígado, o baço, os pulmões e os rins estariam associados, respectivamente, aos processos elementares simbolizados pelo fogo, madeira, terra, metal e água, assim como aos planetas Marte, Júpiter, Saturno, Vênus e Mercúrio.

Como outros povos da Antiguidade, os chineses eram fracos em anatomia, devido à proibição da dissecação de cadáveres. Acreditavam que, se o corpo não se mantivesse íntegro, o defunto não poderia ser recebido no reino dos mortos.

A medicina chinesa busca também o equilíbrio entre o yin (princípio feminino, passivo, negativo, correspondente à lua, à terra, à escuridão, à delicadeza, ao úmido, ao frio e ao lado direito) e o yang (princípio masculino, ativo, positivo, correspondente ao sol, ao céu, à luz, ao poder, ao seco, ao quente e ao lado esquerdo). Há ainda uma terapia yin, como os tratamentos com plantas medicinais, e uma terapia yang, como a acupuntura e a moxibustão.

Segundo a lenda taoísta, o deus que formou o universo obteve êxito após dividir o caos em seus dois elementos opostos, o yang e o yin.

Por meio da busca do equilíbrio entre os dois princípios opostos, mantinha-se a saúde e curava-se a doença. De certa forma, o yang e o yin poderiam representar o antagonismo existente entre os dois componentes do sistema nervoso autônomo, o simpático e o parassimpático. Esta é a parte do sistema nervoso que independe da nossa vontade e que é responsável pelo controle dos nossos órgãos internos.

A interação dialética dos opostos constitui um dos elementos mais importantes para o entendimento da natureza da criação e do desenvolvimento das civilizações. Não só os chineses perceberam a importância deste fenômeno, mas, depois deles, também os Indianos e, em seguida, os gregos, sob a forma de amor e ódio, até chegarmos a Hegel com a sua teoria da tese e antítese.

Os médicos chineses se concentravam no exame do pulso e na inspeção da língua de seus pacientes para fazer seus diagnósticos, prognósticos e tratamentos. O valor do exame do pulso seria equivalente ao de um instrumento de corda musical. Nele, acreditavam, podiam reconhecer harmonias e desarmonias. O exame do pulso era feito em onze diferentes partes do corpo.

Outra interessante contribuição da medicina chinesa foi uma técnica primitiva de tentar imunizar contra a varíola, que consistia em fazer os jovens inalarem as crostas de lesões de doentes, na esperança de que desta forma viessem a desenvolver algum tipo de resistência contra a varíola. Os meninos aspiravam as lesões com a narina esquerda e as meninas com a narina direita, respeitando os princípios de yang e yin.

Duas outras importantes contribuições da medicina chinesa até hoje utilizadas são a técnica da acupuntura e a moxibustão. A técnica da acupuntura, com longas agulhas, é baseada na idéia de que o corpo é cheio de tubos semelhantes a canais, uma idéia natural para os chineses, cuja agricultura era baseada na irrigação por canais.

A acupuntura utiliza agulhas de ferro, prata ou ouro, de dimensões variáveis, que são introduzidas na pele, em alguns dos 360 pontos distribuídos em doze meridianos - ou trilhas nervosas - que percorrem o corpo e transmitem a energia vital, ou *chi*.

A cada território da pele corresponde um componente interno (víscera, osso, articulação), partindo daí a correspondência entre os meridianos e a busca do equilíbrio que a acunputura procura restaurar, já que para os chineses tudo que existe no universo se encontra associado.

A orelha possui uma estrutura energética ligada diretamente aos órgãos, segundo os acupunturistas. Existem 200 pontos auriculares. Colocadas nestes pontos auriculares, as agulhas produziriam um grande efeito terapêutico.

No final, a acupuntura busca o restabelecimento do equilíbrio entre os dois princípios opostos da vida, deixando extravasar o excesso de um ou de outro, e reativando as conexões bloqueadas. As picadas das agulhas também liberam substâncias analgésicas, as endorfinas, que elevam a tolerância à dor.

A moxibustão utiliza os mesmos meridianos da acupuntura, mas ao invés de agulhas se aplica calor através de um canudo de papel, onde a erva seca da artemísia é queimada.

Recentemente reconhecida como especialidade médica, a acupuntura tem sido empregada para tratar desde problemas da coluna vertebral até a ansiedade. A analgesia assim obtida é considerada atualmente uma alternativa mais adequada do que a pela anestesia da medicina ocidental para pacientes idosos, ou com alguma doença de base grave, e que precisem se submeter a algum tipo de cirurgia.

No século XX, foi desenvolvida no Japão uma nova forma de tratamento, o *shiatsu*, que combina a estimulação manual com pressão sobre os pontos de acupuntura e meditação para relaxar o corpo e tratar a dor crônica.

Os chineses foram os introdutores da medicina legal, no ano de 1247 da era cristã, quando o juiz Sung Tzu apresentou um tratado envolvendo a medicina e o direito intitulado *Hsi Yüan Lu* (Instruções aos Magistrados responsáveis pelas investigações de mortes suspeitas de serem crimes). O livro continha informações para a verificação precisa dos sinais presentes nas diferentes causas de morte não naturais, como afogamento, envenenamento, estrangulamento, lesões por objetos pontiagudos ou por contusões. Apresentava, ainda, métodos para se perceber as diferenças entre os suicídios e os homicídios, além de conter instruções sobre respiração artificial e o uso de antídotos contra alguns venenos.

A arte mesopotâmica de curar

O primeiro texto médico da civilização ocidental surgiu na terceira dinastia de Ur, de 2.158 a 2008 a. C., na Mesopotâmia, onde hoje é o Iraque. Trata-se de uma tábua de argila dos sumérios, onde se recomendava, para o tratamento de feridas, a associação de vinho, ameixas secas, zimbro (planta da qual se extrai o gim) e bastante cerveja. Esta mistura era, depois, mantida junto ao corpo, como um emplastro.

Heródoto[17], o grande historiador da Antiguidade, assim descreve o início da prática médica entre os mesopotâmios: "Eles traziam seus doentes até o local do

---

[17] Historiador grego que viveu no século V a.C.

mercado, porque não tinham médicos; então aqueles que passassem pela pessoa doente, conversavam com ela sobre a sua doença para descobrir se eles mesmos não teriam sido afligidos pelo mesmo mal que aquela pessoa, ou se teriam visto outros assim. Então, o passante conferia com ele e lhe recomendava que poderia ter sucesso com o mesmo tratamento com o qual teria escapado da doença, ou também se eles tinham conhecido outros que assim se teriam curado; e a eles não lhes era permitido passar por uma pessoa doente em silêncio, sem inquirir a natureza de sua indisposição".

Foi na Babilônia, durante o reinado de Hamurabi (1948 a 1905 a.C.), que surgiu o primeiro código de responsabilidade civil e criminal da profissão médica. O artigo 215 do Código estabelecia:
- Se o médico realizar com sucesso uma grande operação ou curar um olho doente de um homem livre, ele deverá receber dez moedas de prata.
- Se for em um escravo, deverá receber duas moedas de prata.
- Se o paciente for um cidadão livre e o médico o fizer perder a vida ou um olho na operação, o médico deverá ter as suas mãos cortadas.
- Se o infortúnio ocorrer com um escravo, o médico deverá substituí-lo por outro escravo.

Na grande biblioteca de Nínive, o Rei Assurbanipal, da Assíria (669 a 626 a. C.), colecionou milhares de tábuas de argila, das quais 800 tratavam de questões de saúde. Pela leitura desses textos, fica evidente que, à época, os demônios eram considerados como importante causa de doenças.

Para seus tratamentos os mesopotâmios utilizavam frutas, folhas, flores, cascas de árvores e raízes de várias plantas. Também usavam minerais como o cobre e o ferro, além de muita imundície, na crença de, com isto, desagradar aos demônios e fazê-los sair do corpo doente. Usavam vários tipos de preparações: pílulas, pós, enemas.

Os babilônios atingiram um elevado grau de desenvolvimento cultural: conheciam a periodicidade dos eclipses; sabiam a posição dos planetas em relação ao sol; observavam a passagem de meteoros; tinham conhecimentos de matemática, de arquitetura e escultura.

A medicina dos babilônios era muito influenciada pela astrologia. Acreditavam que tudo dependia de forças metafísicas relacionadas com os astros. Assim como os astros influenciavam as forças da natureza, como o movimento das marés que depende das mudanças da Lua, os humores do corpo humano também deveriam sofrer a influência dos astros.

É possível que tenham afetado outras civilizações posteriores com suas crenças, especialmente com esta associação entre medicina, astronomia e astrologia.

A arte egípcia de curar

Imhotep, o deus da medicina dos egípcios, é bem anterior a Asclépio, deus da medicina dos gregos. Alguns chegam a dizer que ele realmente existiu, tendo nascido cerca em 2.700 a.C. e que, provavelmente, foi um sacerdote e perito na arte de curar. Segundo Durant[18], Imhotep teria sido nomeado pelo faraó Zoser seu principal ministro, em 2680 a. C.

Vários templos e monumentos foram construídos em homenagem a esse grande curador, como uma estrutura em pedra próxima à cidade de Memphis, onde há uma pirâmide em degraus, em Sakkara, considerada a mãe de todas as pirâmides. O nome Imhotep significa "o que vem em paz".

A medicina no antigo Egito, assim como na Mesopotâmia, ficava sob a responsabilidade dos sacerdotes e era ensinada em escolas situadas ao lado dos templos de Imhotep. As principais ficavam nas cidades de On, Memphis, Lais e Theben.

O que se sabe da medicina egípcia está nos papiros datados do período entre 2200 a 1800 a.C., escritos na XII dinastia. Os que foram encontrados na localidade egípcia de Kahun tratam apenas de doenças das mulheres. Outros papiros do período de 1700 a 1500 a.C., escritos no início da XVIII dinastia, estavam bem melhor conservados.

Estes últimos são chamados Ebers papiros, por terem sido adquiridos pelo Prof. Georg Ebers[19], que nasceu em 1837, na Alemanha, tornou-se egiptólogo em Iena, em 1865, e professor em Leipzig, em 1870.

Em 1873, comprou um volumoso rolo de papiros, medindo vinte metros de comprimento, de um americano residente no Egito, Edwin Smith, comerciante de antiguidades.

O rolo teria sido encontrado junto de uma múmia em Tebas, em 1862, e deveria ter sido escrito por volta do ano 1550 a.C.

Contendo escrita de ambos os lados, apresentava uma mistura de fórmulas mágicas, receitas para o preparo de remédios, observações clínicas e tratamentos para lesões causadas por traumas.

Entre as doenças descritas nos papiros a hematúria (presença de sangue na urina) é freqüente. Posteriormente, pode-se verificar que se tratava de casos de esquistossomose vesical (bilharziose), uma doença causada pelo *Shistosoma haematobium*, parasitose ainda hoje comum no Egito.

As chuvas eram de ocorrência relativamente rara, mas não as inundações causadas pelo Nilo. A cada ano, o rio ultrapassava as suas margens, cobrindo as terras de cada lado de seu leito por mais de dois quilômetros. Para irrigar o máximo de terra possível, em região onde a seca era comum, os agricultores criaram um complexo sistema de canais para represar as águas do Nilo.

Periodicamente havia enorme quantidade de água estagnada nesses canais, um criadouro ideal não só para o desenvolvimento de parasitoses como a esquistossomose como também para vetores como mosquitos, permitindo com isso que a malária fosse outra doença transmissível muito freqüente entre os egípcios, conforme foi constatado por estudo realizado no Museu Antropológico de Turim, Itália.

Utilizando técnicas de biologia molecular, pesquisadores conseguiram detectar uma proteína específica do *Plasmodium falciparum* (PfHRP2) em

---

[18] Em *Heróis da História*.

[19] Segundo Singer, em *Science, Medicine and History*.

21 de 50 múmias testadas e que apresentavam sinais de anemia, como esplenomegalia e hiperostose porótica do crânio.

A tuberculose também era uma doença freqüente, apesar dos papiros não lhe fazerem referência. Estudos dos ossos de múmias permitiram a detecção de vários casos de tuberculose óssea, provocando lesões dos corpos vertebrais, resultando em cifose e corcoveamento da coluna, lesão conhecida como mal de Pott.

A magia fazia parte proeminente da vida social e religiosa dos egípcios. Afetava não somente as relações dos homens com seus vizinhos, como também com os mortos e os deuses. Segundo eles, a magia era um meio de conseguir o atendimento às suas necessidades e aos seus desejos.

A doença era vista como sendo conseqüente à possessão de um demônio, ou de um veneno que o ser maligno teria introjetado no corpo da vítima. Uma vez instalado, o demônio adoeceria a pessoa e o que o médico deveria procurar fazer, primeiramente, era expulsar o invasor.

Nos papiros médicos, intercalados com as prescrições de drogas, pode-se observar a citação de palavras mágicas, que serviriam para dar maior eficácia aos remédios.

Alguns destes "medicamentos", ou procedimentos, seriam mero absurdo, não fosse a sua própria explicação lógica. É o caso da coproterapia, a ingestão de excrementos prescrita como forma de expulsar o espírito maligno que habitava o corpo do doente.

Enquanto os babilônios acreditavam ser o fígado a sede da vida e o centro da circulação do sangue, os egípcios consideravam a respiração como a função vital mais importante e admitiam a imagem do ar móvel, o pneuma, como o seu princípio essencial.

O conhecido culto aos mortos, com avançadas técnicas de embalsamamento, devia-se à crença na existência da vida após a morte, e para isto se exigia a conservação do corpo morto da melhor forma possível.

A prática de embalsamamento consistia no seguinte: retirava-se primeiro o cérebro com um gancho através das narinas; em seguida fazia-se uma abertura no abdômen, com uma faca afiada, para a retirada de todas as vísceras da cavidade, que depois era preenchida com mirra, folhas de cássia e outras resinas misturadas ao incenso, fechando-se o cadáver, em seguida, por meio de costura.

Depois o corpo era imerso em soda natural, por setenta dias. Em seguida era lavado, envolvido em ataduras feitas de fino tecido de linho, com uma camada de goma. Finalmente, o corpo era entregue à família, que o colocava em caixão de madeira, em forma humana, para mais tarde ser colocado na câmara mortuária.

Depois de mortos, os faraós eram enterrados com todos os que os rodeavam, para que continuassem servindo-os na outra vida. Armazenavam, junto com as suas tumbas, alimentos e grandes tesouros na crença de continuar desfrutando, após a reencarnação, de tudo com que se haviam acostumado.

A medicina egípcia combinava o racionalismo empírico com o misticismo. Os egípcios tiveram um elevado grau de progresso no campo da higiene. Detalhamentos eram feitos para o sepultamento dos mortos e regras estritas existiam orientando a limpeza das habitações, o preparo de refeições e até para as relações sexuais. Toda a vida dos egípcios era regulada por leis precisas, revestidas sob a forma de elementos religiosos. Na medicina egípcia, muitas vezes os regulamentos religiosos e as recomendações higiênicas se confundem.

Os sacerdotes só podiam usar roupas brancas, e evitavam alguns tipos de comida como a carne de porco. A água só poderia ser bebida se fosse fervida ou filtrada. A lei egípcia punia severamente o aborto artificial e o abandono de crianças. Proibia também a prática de relações sexuais durante a menstruação e considerava a masturbação um vício vergonhoso.

Os egípcios foram os introdutores da uroterapia, ou seja, o uso terapêutico da urina, segundo papiro do século XV a.C., onde se prescreve uma fórmula para queimaduras constituída de sementes de abóbora, sal e urina. Hoje sabemos que a urina contém uma série de substâncias com atividade biológica, tais como uréia (principal forma de eliminação de nitrogênio pelo organismo), uroquinase (enzima capaz de dissolver coágulos), anticorpos, hormônios sexuais e outras moléculas.

Segundo Heródoto, havia uma grande especialização entre os médicos do antigo Egito, havendo médicos para o tratamento de doenças das mulheres, doenças dos olhos, doenças causadas por traumas e especialistas em "doenças desconhecidas", que seriam doenças cujas causas não eram conhecidas e para as quais estariam indicadas as formulações mágicas.

A circuncisão era muito usada e geralmente realizada quando os meninos atingiam a idade de 14 anos.

Como curativo de feridas, usava-se uma associação de mirra e mel, enfaixados com linho, por um período de quatro dias. O mel tem atividade antimicrobiana, porque existe no seu interior uma enzima que, atuando sobre a glicose e o oxigênio, produz água oxigenada, com potente ação sobre diversos tipos de bactérias e fungos. O fato de o mel ser uma substância capaz de carrear água e levar as células microbianas à dessecação (desidratando o meio interno) também contribui para aumentar a sua efetividade.

Os egípcios também usavam cebola, alho e rabanete que, hoje se reconhece, possuem alguma propriedade de combate às infecções. Para o controle da natalidade utilizavam vários métodos, tais como o uso de pessário, ou artefato circular semelhante ao atual diafragma, que obstrui o colo do útero, e ainda a ingestão de resinas como mirra e seiva, ou de plantas como a artemísia e a arruda.

Também preparavam remédios estranhos, a partir do cristalino de porcos, sangue de lagarto, cérebro de leão e leite de mulher. Utilizavam ainda purgantes, diuréticos, eméticos, sudoríferos e expectorantes, desde que também eram adeptos da teoria humoral.

Há uma citação, em um dos papiros mais recentes, que diz: "Cure-o com a faca e então queime-o com o fogo que ele não mais sangrará." Esta recomendação foi posteriormente seguida pelos gregos, que recomendaram o uso do cautério em cirurgias.

A arte hebraica de curar

A medicina dos hebreus pode ser conhecida através da Bíblia (Antigo Testamento) e do Talmude, livro sagrado, onde está registrada a tradição da religião até hoje seguida pelos rabinos.

No sentido secular, a grande contribuição da medicina hebraica diz respeito à higiene e à saúde pública.

Por outro lado, aqui a doença é ainda considerada como resultado da ira divina, e a cessação do sofrimento somente poderá ser obtido através de orações, jejum e observação das leis morais.

Em consequência, há uma tendência a concentrar toda a capacidade de cura nas mãos dos sacerdotes, que são os intermediários da vontade de um único Deus. Também vêem as enfermidades como um processo purificador da alma e do corpo.

O estudo do conhecimento médico, através da Bíblia, é desapontador, segundo Guthrie[20]: "No Antigo Testamento há um pequeno lugar para o médico, se é que houve este lugar, porque lá Deus é o responsável pelas curas".

Este povo que, pela primeira vez na história, assegura direitos iguais para todos os indivíduos, desde que obedeçam às suas rigorosas leis morais e fundamentos religiosos, também pela primeira vez estabelece o conceito de legislação sanitária, onde o interesse coletivo predomina sobre o individual. Em épocas de freqüentes e terríveis epidemias, este novo conceito foi muito importante para a preservação do povo judeu.

Entre as principais recomendações do judaísmo quanto à saúde estão as práticas higiênicas (para entrar em contato com Deus era necessário estar sempre limpo), a prática da circuncisão (o que traz menor possibilidade de contrair doenças venéreas e câncer de pênis), e a proibição de comer carne de porco (pelo risco, que hoje se sabe, de teníase e cisticercose). Também criou um dia semanal de descanso, o sábado.

Alguns exemplos das práticas recomendadas no Antigo Testamento:

Quem quisesse defecar tinha de se afastar do acampamento, levando uma pequena pá para depois enterrar suas fezes.

Todos deviam se lavar antes e depois das refeições, e após os contatos sexuais. Qualquer tipo de secreção anormal dos órgãos sexuais tornava seu portador "impuro", de maneira que lhe era exigido abandonar o acampamento.

De todo aquele que tocasse em uma pessoa, que se acreditasse ter morrido de alguma doença infecciosa, era exigido um isolamento por sete dias. Depois deste período, devia purificar-se com uma solução de potassa, hissopo e cedro.

Os guerreiros que retornavam ao acampamento, depois de terem mantido contato com outros povos ou tribos, precisavam ficar isolados por oito dias.

Medidas rígidas como essas permitiram a sobrevivência dos hebreus à difícil e longa travessia do deserto. Iniciada a partir do ano 1500 a.C[21], e guiada por Moisés,

---

[20] Em *A history of medicine*.
[21] Segundo Hegel, em *Filosofia da História*.

a jornada durou quarenta anos para se completar. Em boa parte, a medicina dos hebreus foi influenciada pelos egípcios e mesopotâmicos.

A arte indiana de curar

A história da medicina indiana é dividida em três períodos:

Um período mais antigo, que vai de 1500 até 800 a.C., chamado de período védico porque as informações são derivadas, principalmente, dos Vedas (palavra que significa conhecimento), os quatros livros sânscritos sagrados dos indianos: Rig-Veda, Sama-Veda, Yajur-Veda, e Atarva-Veda. Os Vedas são hinos antigos, poemas filosófico-religiosos, preces e ensinamentos oriundos dos povos arianos, que invadiram o vale do Indo por volta do ano de 1500 a.C.

Um período posterior, ou bramânico, que vai desde 800 a 600 a.C., sendo que o bramanismo recebeu forte influência da religião dos povos arianos que conquistaram a Índia. Possuíam um sistema de castas que se perpetuou no bramanismo, além de transformarem as forças da natureza em deuses de aspecto humano. Suas principais divindades foram Indra (deus do tempo e da guerra), Varuna (deus das águas), Agni (deus do fogo) e Soma (deus das plantas alucinógenas).

E um período chamado budista, que vai de 600 a.C. a 600 d.C., após o que grandes partes da Índia foram submetidas ao islamismo, e a medicina árabe, em conseqüência, passou a exercer grande influência no país.

O período bramânico tem essa designação porque é baseado na cultura dominada pela casta dos sacerdotes desta religião, o mesmo ocorrendo com o período budista, dominado pelos seus monges.

O primeiro período, ou védico, corresponde ao da medicina mais primitiva.

O período bramânico apresenta uma base mais racional, e a medicina hindu atinge seu ápice no período budista, onde a educação médica passa a ter uma formação teórica e prática mais elaborada, de forma semelhante à medicina grega da Antigüidade.

A medicina indiana tradicional, também conhecida como Ayurveda, considera que há fluidos no organismo, chamados *doshas*. O primeiro, *vata*, tem como características ser seco, frio e luz. O segundo, *pitta,* quente, amargo e pungente. O terceiro, *kapha,* frio, pesado e doce. São fundamentais para o funcionamento correto do corpo e quando ocorre um excesso ou falta de um ou mais deles, ou quando se aprentam em topografia inadequada, ocorrem as doenças.

Os três livros clássicos da medicina indiana são os livros de Charaka (início da era cristã), Susruta (cerca de 500 d.C.) e Vagbhata (cerca de 600 d.C.).

Charaka catalogou mais de 500 remédios, classificando-os em cinco grupos, de acordo com a natureza de sua ação: tônicos, sedantes, laxantes, purgantes, eméticos e afrodisíacos.

Susruta é considerado o pai da cirurgia indiana. Identificou 1.120 doenças, classificando-as em sete grupos. Descreveu oito tipos de intervenções cirúrgicas: incisão, punção, sondagem, escarificação, extração, sutura, excisão e drenagem.

Vagbhata, que nasceu em Sindh, hoje província do Paquistão, escreveu um tratado conhecido como *Astanga Hrdaya*, em três volumes, tendo recebido seus ensinamentos de medicina aiurvédica de seu pai e de um monge budista, chamado Avalokita.

Sua obra é dividida nas seguintes seções: Medicina Interna, Pediatria, Ginecologia, Psiquiatria, Toxicologia, Cirurgia Básica, Terapia de rejuvenescimento e Geriatria.

Além de ser um resumo mais claro dos textos de Charaka e Susruta, sua obra também inclui informação nova que não existia nos textos anteriores, como sobre longevidade, higiene pessoal, causas das doenças, influências das estações e do tempo sobre o organismo humano, gravidez e possíveis complicações durante o parto, além de várias indicações de como estabelecer um prognóstico e de como tratar determinadas doenças.

Na medicina indiana, a doença também era considerada como um castigo divino, mas a crença na reencarnação, oriunda do budismo, trouxe uma novidade a esta associação.

Segundo a tradição, no século VI a.C., Siddartha Gautama, jovem príncipe depois conhecido como Buda, "o iluminado", abandonou a casa dos pais, aos 29 anos de idade, em busca de uma vida de pobreza e ascetismo. Depois de uma série de experiências fracassadas, ao pé de uma figueira, percebeu finalmente sua grande revelação, que consistia na descoberta da causa da dor no mundo e do caminho a ser seguido para sua libertação: somente seria alcançado o estado perfeito de felicidade através da supressão de toda forma de desejo e de satisfação dos anseios corporais, além do aniquilamento da personalidade humana [22].

Recomendava Siddartha "que o homem supere a raiva pela bondade, e o mal pelo bem. Que o ódio jamais termine em ódio; que o ódio termine em amor". Apesar de toda essa capacidade de doação e desprendimento, ele nunca alegou que um deus falasse por seu intermédio. Suas cinco regras morais recomendavam: não matar nenhum ser vivo; não tomar o que não for oferecido; não mentir; não tomar bebidas embriagantes; e não ser impuro.

Segundo Buda, o ser humano estaria continuamente renascendo, até que seu "karma" - ou seja, o conjunto das ações da vida de cada um que determinava o seu destino - o levaria ao Nirvana, paz eterna, ou à fusão ao universo, o que nada mais representa do que o eterno ciclo da criação, desenvolvimento e destruição, seguido depois de nova criação e assim indefinidamente, algo semelhante à atual teoria do big-bang de criação do universo.

O Nirvana não representaria o paraíso depois da morte, mas a libertação da alma de todo o egoísmo, ou do absurdo do individualismo gerador dos males do mundo. Segundo Buda, quando aprendemos a amar a todos os seres, e não somente aos nossos eus isolados, é que encontramos o Nirvana ou a paz altruísta.

---

[22] Ambrogio Donini, em *Breve História das Religiões*.

Para Siddartha, o nada seria o princípio de todas as coisas, tudo surgiria do nada e para lá retornaria.

A atitude religiosa dos hindus em relação aos animais, estreitamente ligada à teoria do "karma", provavelmente explica porque a medicina humana e a veterinária não eram separadas.

A ioga, oriunda da medicina aiurvédica, é uma filosofia deísta. Por meio da prática da meditação e de exercícios, visa suprimir toda a atividade do corpo e da mente, para desta forma permitir liberar o espírito do corpo. Os adeptos da ioga devem buscar o caminho de superação de todo o tipo de sofrimento e, com a ruptura da opressiva ligação de cada um ao mundo físico, conseguir alcançar um estado espiritual de iluminação e libertação do corpo.

A dificuldade de se estudar a medicina indiana reside em se conseguir separar os fatos da ficção nos seus documentos primitivos.

No Rig-Veda, de cerca de 1500 anos a.C., está descrito que o tratamento das doenças naquele tempo consistia, principalmente, de magias e feitiçarias. O trabalho seguinte, chamado de Atarva-Veda, contem muito mais informações. Há descrição de várias doenças, como malária, tuberculose e varíola. Há descrição também de 760 plantas medicinais.

Eram adeptos da teoria humoral, sendo o corpo constituído por quatro elementos: ar, muco, bile e sangue. A doença era vista como uma conseqüência da alteração do equilíbrio entre os elementos constituintes do corpo. Também poderia se desenvolver devido a causas externas, como acidentes e possessões por demônios, maldições e feitiçarias.

Contra as doenças provocadas por pecados (feitos nesta ou em outra vida passada) prescreviam penitências, rezas e o pagamento de promessas como únicas formas de terapêutica.

O médico indiano foi o primeiro a descrever o diabetes e provava o gosto da urina de todos os pacientes. Foram muito avançados nas técnicas de diagnóstico. Faziam parte do exame físico o exame do pulso, do ouvido, a palpação e a ausculta.

Introduziram a cirurgia de catarata e a cirurgia de litotomia, para retirada de cálculos da bexiga.

Uma outra contribuição da medicina indiana foi no desenvolvimento da cirurgia plástica. A rinoplastia foi muito realizada, já que pelo direito penal o castigo de vários delitos era punido com a amputação da orelha e do nariz. Isto era comum em crimes de adultério, sendo que só as mulheres eram assim castigadas. A folha de uma árvore era empregada para servir de molde para se recortar um pedaço de pele da testa ou do antebraço, que depois era suturada no local da amputação.

As mulheres só eram aceitas como parteiras, o que não diferia de outras sociedades. Elas só passaram a ser admitidas como médicas a partir do século XIV, na Europa.

A arte grega de curar

A importância da cultura helênica na civilização ocidental é inquestionável. Na filosofia, na política, no teatro, na arquitetura, na matemática, só para citar alguns exemplos, os gregos exerceram e exercem ainda hoje uma forte influência em nossa civilização. Nada mais natural que também na medicina esta ascendência tenha sido significativa.

A cultura grega originou-se da civilização minóica, da ilha de Creta. Protegidos dos invasores pelo Mediterrâneo, os gregos foram hábeis navegadores, que estenderam sua influência principalmente pelo mar Egeu. Constituíram uma sociedade pacífica e voltada para a atividade comercial.

Com sua maneira reflexiva de ver o mundo, os gregos criaram a filosofia, rejeitando em contrapartida a prevalência religiosa do mito, além de admitir a diversidade de interpretações racionais de cada fenômeno.

Assim, a civilização grega era essencialmente laica e racionalista. Exaltava o livre pensamento e colocava o conhecimento acima da fé. Era quase completamente indiferente ao que lhes aconteceria depois da morte. Os gregos acreditavam que, ao morrer, iam para o reino escuro de Hades, situado debaixo da terra, mas que ninguém era punido ou recompensado pelo que havia feito em vida.

Com o livro *Elementos,* Euclides, por volta de 300 a. C., deu considerável contribuição à Matemática. Dividida em 13 partes denominadas "Livros", o texto aborda especialmente a geometria plana. A obra de Euclides mostra ainda como pensar de uma forma lógica sobre qualquer assunto, ou seja, como construir, passo a passo, uma teoria complexa, o que veio a influenciar consideravelmente o pensamento de vários filósofos e cientistas, como Descartes, Spinoza, Gottfried Leibniz e Isaac Newton[23].

Thales de Mileto (625 a 548 a. C.), de forma surpreendente, previu o eclipse do sol de 585 a.C, baseado em seus estudos astronômicos. Isto lhe deu grande credibilidade, e por seus ensinamentos foi conseguindo destruir mitos e superstições que envolviam as doenças. Naqueles tempos, as profecias e os prognósticos das doenças eram dados pelos oráculos, ou por meio do exame do fígado de animais sacrificados. É ainda atribuída a Thales a afirmação de que a soma dos ângulos de um triângulo é igual a dois ângulos retos e que os lados de triângulos semelhantes são proporcionais. Thales também deu outra contribuição importante ao atribuir à água a origem material de todas as coisas.

Além de Thales, a base científica inicial da medicina grega foi dada por Pitágoras[24] (580 a 497 a.C.), que também contribuiu para retirar da doença o manto sobrenatural que havia até então. Este pensador, conhecido ainda hoje pelo teorema que leva o seu nome, estabeleceu que os princípios da harmonia e proporção governavam o universo, refletindo o macrocosmo. O mesmo devia ocorrer também com o nosso corpo, ou microcosmo. É ainda atribuída a Pitágoras a primeira menção ao formato esférico da Terra.

Aristóteles, outro nome importante dos primórdios da medicina, era filho de médico, e escreveu três grandes trabalhos de Biologia: *A história dos animais*, *Partes de Animais* e *Geração de Animais*.

Deu ainda uma importante contribuição sobre a natureza da própria vida. Para ele, a diferença entre matéria viva e não viva não dependia da sua constituição material, mas sim da presença ou não de algo que denominava de psique, e que

---

[23] Segundo Berlingoff e Gouvea, em *A Matemática Através dos Tempos*.

[24] Bertrand Russel sobre Pitágoras: "Não sei de nenhum homem que tenha sido tão influente na esfera do pensamento".

poderia ser traduzido por alma ou por consciência. Aristóteles foi um dos maiores sábios da Antiguidade, e no campo da medicina é considerado, ainda, o fundador da anatomia comparada por seus estudos sobre anatomia de vertebrados e invertebrados[25].

Hipócrates foi o mais conhecido médico grego e o que mais prestígio acumulou ao longo da história. Há testemunhos sobre sua real existência dados por Platão e Aristóteles, sendo que este considerava Hipócrates o mais perfeito tipo de médico que conheceu.

Nascido na ilha de Cós (450 a 370 a.C.) dizia que aquele que quisesse se dedicar à medicina deveria ter vocação e uma grande capacidade de dedicação ao trabalho e ao estudo. Seguindo a escola de Pitágoras, rompeu com a magia e o misticismo e deu à medicina os primeiros fundamentos de uma ciência/arte racional. Sugestão, crendice e mistério são indignos do padrão de conduta dos médicos, ensinava.

Passou a dar importância primordial ao contato com o paciente, sendo atribuída a ele a forma, ainda hoje empregada, de como se realizar uma consulta: interrogar de forma consciente, escutar, observar, fazer exame físico, estabelecer diagnóstico, fazer prognóstico e definir o tratamento.

Sua doutrina poderia ser resumida com uma frase que repetia sempre para seus alunos: "cada doença tem uma causa natural e sem causas naturais nada acontece". Suas aulas eram dadas à sombra de um plátano, árvore milenar ainda hoje existente na ilha de Cós.

Em um período em que os médicos freqüentemente viajavam de um lugar a outro, estabelecer um prognóstico adequado era o que de melhor se podia fazer, já que as curas aconteciam mais pela resposta da natureza do que pelos tratamentos empregados. Este foi um dos motivos da fama de Hipócrates e de outros contemporâneos da medicina grega.

Os gregos do século V a.C. acreditavam que o universo era formado por quatro elementos: água, terra, fogo e ar[26]. A cada um destes elementos correspondiam qualidades intrínsecas: umidade e frio para a água, secura e frio para a terra, calor e secura para o fogo e calor e umidade para o ar.

Hipócrates desenvolveu uma teoria, influenciado pelas outras culturas que precederam a dos gregos, segundo a qual o organismo é constituído por quatro tipos de humores: sangue, muco, bile amarela e bile negra. O sangue tinha como características ser quente e seco. O muco frio e úmido. A bile amarela quente e úmida, e a bile negra fria e seca. O sangue teria origem no coração, o muco no cérebro, a bile amarela no fígado e a bile negra no baço.

Para haver saúde havia necessidade do equilíbrio entre estes humores. O excesso ou a falta de algum deles produziria a doença. Isto teria a ver ainda com o tratamento das enfermidades.

Se um dos humores, como o sangue, estivesse em volume maior do que o necessário deveria ser realizada uma sangria e, em seguida, se restabeleceria o equilíbrio e, em consequência, a saúde.

---

[25] Aristóteles acreditava que as características de cada espécie eram fixas, não havendo possibilidade de evolução entre os seres vivos.

[26] Teoria de Empédocles de Agrigento, que viveu na primeira metade do século V a.C.

Este era o fundamento para o emprego dos medicamentos da época: sangrias, purgantes e vomitórios, enemas, ervas, laxantes e banhos quentes, de forma a induzir sangrias, vômitos, diarréias e sudorese.

Supunham que a eliminação do humor em excesso recomporia a saúde perdida. Também havia recomendação para o uso de dietas e exercícios físicos.

Foi ainda Hipócrates quem deu as bases éticas da profissão. No famoso juramento que os estudantes de medicina ainda hoje repetem - e em que cita os deuses gregos, Apolo, médico dos deuses e pai de Asclépio (Esculápio em latim), deus da medicina, que por sua vez era pai de Hígia, deusa da saúde, e de Panacéia, deusa da cura -, formula alguns dos ainda respeitados preceitos do código de ética médica, tais como não causar dano aos pacientes, não manter relações sexuais com o doente e seus familiares, não praticar a eutanásia, não praticar aborto, guardar segredo daquilo que ouvir de seus clientes, respeitar os seus mestres e os seus discípulos, e manter comportamento digno de sua atividade profissional.

As escolas médicas gregas se desenvolveram ao lado dos templos de Asclépio, onde havia abundância de doentes, porque para lá iam os enfermos atrás de suas curas.

A ida dos doentes até os templos, na verdade, não era para serem tratados como hoje se conhece.

Eles iam dormir no templo para sonhar com o próprio Asclépio, que durante o sonho lhes revelaria o que fazer para tratar as suas doenças.

Quando os doentes não conseguiam, por si mesmos, entender o significado dos sonhos, os sacerdotes do templo os interpretavam e lhes diziam o que deveria ser feito. Na verdade, o medicamento capaz de realizar as curas era a fé trazida por cada um que vinha procurar auxílio. É interessante ainda observar a importância que davam ao significado dos sonhos, o que muito tempo depois veio a ser ressaltado com a fundação da psicanálise, por Freud.

As mais famosas escolas de medicina da antiga Grécia foram as de Rhodas, Crotona, Cós e Cnido.

Todo aspirante à profissão médica tinha que procurar por si mesmo seu aperfeiçoamento, que adquiria sob a forma de ensino privado (com outros médicos mais experientes) ou frequentando as escolas médicas tradicionais. Não se exigia qualquer prova de suficiência antes de se poder dar início ao exercício da profissão. Com isto surgiram muitos charlatães, o que dificultava a prática dos médicos com formação adequada.

Acredita-se que nem tudo o que se atribui a Hipócrates foi realmente escrito por ele, mas por outros médicos que viveram em períodos semelhantes, como Crísipo, Êuripo e Praxágoras. Alguns dos seus conhecidos aforismos, no entanto, permanecem como sendo parte de sua obra até hoje, como os seguintes:

"A vida é tão curta, e a arte é tão grande para ser aprendida, a ocasião fugaz, a experiência enganadora, e o julgamento difícil".[27]

"As doenças que a medicina não cura, a faca cura; aquelas que a faca não cura, o fogo pode curar; mas as que nem o fogo cura devem ser incuráveis."

"As pessoas que, ao tossir, expelem sangue espumoso, este sangue vem do pulmão".

"A fadiga não provocada indica doença".

---

[27] Sobre a arte da medicina.

"Quando um convalescente come bem e não engorda, é um sinal desfavorável".

"Em todas as moléstias conservar a inteligência lúcida e o gosto pelos alimentos é um bom sinal; o contrário é mau".

"A tísica aparece, principalmente, entre as idades de 18 e 35 anos".

"Nos ictéricos é mau sinal que o fígado endureça".

"É mais fácil reparar as forças com alimentos líquidos do que com sólidos".

"Aqueles que são gordos estão mais expostos à morte súbita do que os que são magros".

"São as forças da natureza que curam as doenças".

As obras de Hipócrates, junto com as de outros médicos gregos da Antiguidade, foram reunidas na grande biblioteca de Alexandria, por Ptolomeu, um dos generais de Alexandre Magno, rei da Macedônia e que teve Aristóteles como seu preceptor, sendo sua educação digna do homem que a assumiu. Segundo Hegel [28], Alexandre favoreceu as ciências e foi, ao lado de Péricles, enaltecido como o mais generoso protetor das artes da Antiguidade.

Estas informações, contidas na chamada Coletânea Hipocrática, foram estimadas em um total de 131 obras, versando sobre os mais diversos assuntos, como anatomia (área em que os gregos eram deficientes, já que era proibida a dissecação de cadáveres e seus conhecimentos baseavam-se no estudo de animais), fisiologia, patologia, terapêutica, diagnóstico, prognóstico, cirurgia e obstetrícia, entre outros.

Alguns livros que fazem parte da Coletânea:

Sobre a medicina antiga -- aborda a arte da medicina a partir de práticas e observações dietéticas.

Doenças epidêmicas – aborda, principalmente, as doenças encontradas na ilha de Thasos.

Sobre o prognóstico – revela os profundos conhecimentos de Hipócrates sobre os sintomas das doenças.

Sobre os ares, águas e lugares – alerta ao médico que doenças deverá conhecer ao entrar em uma cidade, com determinadas condições climáticas. É um clássico da geografia médica. Refere, pela primeira vez, a importância dos fatores ambientais no surgimento das doenças.

A lei e o médico – aborda a atitude profissional do médico e as suas obrigações éticas.

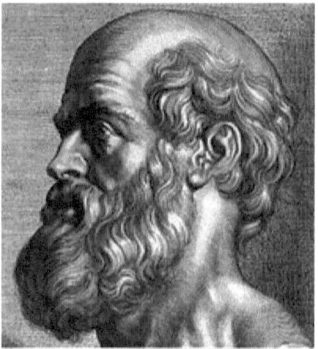

---

[28] Em *Filosofia da História*.

Hipócrates

A escola de Alexandria

A cidade de Alexandria tornou-se o mais importante centro cultural da Antigüidade.

No século III a. C. o rei Ptolomeu II fundou a célebre biblioteca que chegou, no seu auge, a ter mais de 500 mil volumes ou papiros. O *Museum*, ou templo das Musas como era chamado, constituía muito mais que uma simples biblioteca, sendo verdadeiro centro científico e cultural, de ensino e de pesquisas, possuindo ainda anfiteatro, jardim zoológico, templo e observatório.

A biblioteca foi incendiada primeiramente pelos romanos em 47 a. C. e depois em 390, pelo bispo Teófilo, até ser finalmente destruída quando os árabes conquistaram o Egito em 642.

Na medicina, nessa importante metrópole, despontaram Asclepíades, Heróphilo e Erasístrato.

A escola de Alexandria teve como uma das principais causas de seu desenvolvimento a prática de dissecação do corpo humano entre o final do século III a.C. até o início do século II d.C. Isto permitiu um grande desenvolvimento da anatomia e, consequentemente, da cirurgia.

Asclepíades dizia que o corpo era feito de átomos, ou corpúsculos elementares imperceptíveis aos sentidos e que de forma contínua se moviam através dos poros e canais do nosso corpo. Ele discordava da teoria dos humores de Hipócrates. Considerava que muito mais do que medicamentos, o que se deveria fazer era ter hábitos de vida saudáveis. Foi o primeiro médico grego a fazer sucesso em Roma, tendo encontrado naquela sociedade, ociosa e opulenta, terreno fértil para suas pregações. Recomendava dietas, exercícios físicos, caminhadas, banhos e massagens.

Heróphilo, da Calcedônia, foi considerado o maior anatomista da Antigüidade. Deixou uma detalhada descrição do cérebro, o descobrimento do significado da pulsação e de seu emprego no diagnóstico de doenças, a distinção entre tendões e nervos, e a relação entre eles e o cérebro. Ao contrário de Aristóteles, que considerava o coração como a sede da inteligência e das emoções (o que continuou por muito tempo a ser verdade na literatura), Heróphilo percebeu que era ao cérebro que deveriam ser creditadas as funções mais nobres do nosso corpo. Acreditava, ainda, na teoria dos humores dos gregos mais antigos.

Erasístrato discordou dessa teoria e acreditou que a atividade dos átomos procedia do ar inspirado (pneuma, que significava a alma e o sopro da vida), que se distribuía por todo o corpo através das artérias.

Foi dele a informação de que o coração era a origem das artérias e veias. Erasístrato, que deixou importante contribuição no campo da anatomia, foi acusado da prática de dissecação em criminosos vivos, a vivissecção.

Sabe-se hoje, que tanto Heróphilo como Erasístrato realizaram dissecação pública de cadáveres humanos.

A denúncia de vivissecção feita a Erasístrato e a Heróphilo deve-se a Celso e a Tertuliano (155 a 222 d.C.) e também a Santo Agostinho (354 a 430 d.C.). Galeno, que foi posterior a Heróphilo e Erasístrato, em nenhuma de suas obras corroborou essas denúncias. Sendo tão crítico, e tão contrário às opiniões de Erasístrato, é provável que essas afirmações fossem falsas e retratassem, na verdade, uma reação à prática da dissecação em cadáveres humanos, o que foi condenado pela Igreja por muitos séculos.

A arte romana de curar

O mais importante dos médicos romanos foi Aulus Cornelius Celsus, ou Celso. Foi o primeiro a escrever sua obra em latim, ao invés do grego, como era a norma para os textos científicos da época. Escrevia em um latim perfeito, sendo extremamente organizado. Existem dúvidas quanto à sua profissão, uma vez que escreveu obras abrangentes de conhecimentos de agricultura e teoria militar, e até de filosofia e direito. A que versava sobre medicina, *De res medica,* publicada em 30 d.C., foi a única a sobreviver, tendo sido reimpressa na Idade Média. Foi Celso quem, pela primeira vez, definiu os quatro sinais da inflamação: dor, calor, rubor e tumor. Também descreveu vários tipos de tratamentos ortopédicos, como redução de fraturas e luxações.

Caius Plinius Secundus, ou Plínio, o velho (23 a 79 d.C.), também escreveu uma obra gigantesca, em 37 volumes, *Historia Natural*, versando sobre assuntos tão variados quanto história, física, química, geografia e medicina. Era, na verdade, uma compilação, que se supõe baseada nos escritos de quase 500 autores diferentes sobre vários temas, os quais ainda hoje estão em uso.

Plínio foi, na verdade um jornalista de seu tempo. Seu legado era uma espécie de enciclopédia popular, onde todos poderiam apelar diretamente e encontrar sempre alguma informação importante, estórias ou até conselhos. Seus livros descrevem os costumes, crenças, superstições e idéias da época em que viveu.

Sabendo que o Vesúvio estava em erupção, foi até a cidade de Pompéia para verificar, pessoalmente, o acontecimento, como bom repórter que era. Mesmo alertado do perigo que corria, recusou-se a abandonar o local.

No terceiro dia em que lá estava, após jantar foi se deitar para repousar um pouco. Logo depois as torrentes de lava incandescente caíram sobre a cidade. Seu corpo foi encontrado intacto, três dias depois.

Aparentemente, morreu intoxicado pelos gases venenosos emitidos pelo vulcão, durante a erupção que destruiu Pompéia.

Pedanius Dioscórides (41 a 68 d.C.) foi médico dos exércitos de Nero, e teve a oportunidade de conhecer centenas de plantas, durante suas viagens com os militares. Catalogou as plantas de acordo com as doenças que curavam.

Elaborou uma espécie de farmacopéia, com a lista das substâncias e remédios de que fazia uso a medicina para o tratamento das enfermidades. Seu livro, a *Hylikà* ou *Matéria Médica*, continha as descrições de 600 plantas, apresentava belos desenhos e foi traduzido para vários idiomas, tendo sido usado como texto de referência por mais de mil e quinhentos anos.

Constava de cinco livros: o primeiro abordava substâncias aromáticas, azeite, unguentos, árvores e seus sucos, resinas e frutos; o segundo versava sobre animais, medicamentos de origem animal, legumes e cereais; o terceiro comentava sobre ervas, raízes e seus sucos, além de sementes; o quarto livro era sobre outras ervas, raízes e fungos; o quinto se referia a vinhos e remédios minerais.

A obra de Dioscórides apresenta 500 remédios de origem vegetal, 35 de origem animal e 90 de origem mineral. Seguia sempre o mesmo princípio quanto à apresentação dos medicamentos: caracteres de cada substância, sinonímia, falsificações, comprovações, ações e uso médico.

Apesar de não terem desenvolvido muito a teoria e a prática da medicina, os romanos ficaram na história por suas contribuições na área da saúde pública.

Criaram um sistema complexo de transportar e utilizar água à distância, que incluía reservatórios em colinas, e que era servido por aquedutos que transportavam o líquido para cisternas e daí para piscinas ou bacias de assentamento, onde o sedimento se depositava. Com isto se obtinha a melhoria da qualidade da água consumida nas fontes de rua e nas casas de banhos públicos, o que contribuía para elevar o nível de higiene pessoal da população. Algumas termas possuíam acomodações, revestidas de mármore, para até três mil pessoas.

Entre os séculos I e II d.C., ou seja, no seu apogeu, Roma chegou a ter uma população de um milhão de habitantes. Para dar conta desse aglomerado urbano, dez grandes aquedutos forneciam, diariamente, 40 milhões de galões de água potável à população romana.

Havia também uma grande preocupação com o destino dos dejetos. Para resolver o problema, foi desenvolvido um sistema de captação da água das chuvas e dos esgotos através de canos sob as ruas. Estes drenavam a água para uma rede de encanamento de calibre crescente, até desembocar na cloaca máxima, no Rio Tibre.

No século II d.C. foi criado um serviço público de saúde para atender aos cidadãos pobres que não tinham como pagar aos médicos. Nas cidades consideradas pequenas, o Estado remunerava cinco médicos para atender ao público. Nas médias, sete, e, para as grandes, até dez médicos eram contratados para esta função.

Muito antes da descoberta dos micróbios, os romanos se preocupavam com os lugares encharcados e pantanosos. Procuravam aterrar estes lugares, ou misturar água salgada ao charco, para inibir o crescimento de mosquitos, já que tinham percebido uma forte associação entre áreas pantanosas e doenças. Sabemos, hoje, que os mosquitos são transmissores de várias moléstias como a malária, a dengue e a febre amarela.

Com Roma, os médicos constituíam uma classe protegida pelo Estado, passaram a gozar da estima dos cidadãos, e chegaram a ocupar cargos da maior relevância política. Até mesmo os médicos estrangeiros adquiriram direitos semelhantes aos dos romanos, foram elevados ao topo da escala social e participaram ativamente da responsabilidade pela definição das políticas de saúde pública.

Sorano (Pai da Obstetrícia)

Sorano de Éfeso (98 a 138 d.C.), que pode ser considerado o pai da Ginecologia e Obstetrícia, estudou e praticou medicina em Alexandria, depois foi exercer seu trabalho em Roma no reinado de Adriano. Há quem o considere somente inferior, em importância para a história da medicina, a Hipócrates e a Galeno[29].

Escreveu uma biografia de médicos, podendo ser por isso considerado o primeiro autor de uma história da medicina.

Seu principal trabalho, *Gynaecia*, em 4 volumes, tem duas cópias ainda hoje preservadas, sendo uma delas na biblioteca do Vaticano. Nele descreve detalhadamente o aparelho genital feminino e as formas de evitar a gravidez, como o bloqueio do colo do útero com algodão, ungüentos ou substâncias gordurosas. Apresentou várias causas que poderiam provocar a suspensão da menstruação, a amenorréia, e que poderiam ser consequência desde a amamentação até infecções genitais. Sua obra foi escrita principalmente para as parteiras.

Foi o introdutor da cadeira de parto, que tinha apoios para os braços e as nádegas e uma abertura em forma de crescente. Recomendou determinados procedimentos para os partos difíceis, especialmente nos casos em que o cordão umbilical se apresenta antes do feto.

Detalha ainda a maneira de conduzir o parto nas apresentações anormais do feto, incluindo o que se considera sua maior contribuição, ou a versão podálica. Nesse tipo de conduta, recomenda que a parteira, ou o médico que assiste a gestante, delicadamente mova com a ajuda da mão, no interior do útero, o feto de maneira a que os pés saiam antes do restante do corpo.

Descreveu, ainda, como fazer frente às eventuais complicações do parto, e também abordou temas ligados à Neonatologia e à Pediatria.

Galeno (" O príncipe dos médicos")

Ninguém exerceu maior influência sobre a medicina do que Claudius Galen, ou Galeno, médico grego que viveu de 129 a 200 d.C. Escreveu quase duzentos textos de medicina, sistematizando todo o conhecimento da literatura médica greco-romana. Sua produção científica foi tão grande que era impossível lê-la ou ensiná-la durante o período de formação de um profissional.

Filho de um arquiteto nasceu em Pérgamo, na época o maior centro cultural da Ásia Menor e onde havia um famoso templo de Esculápio.

Por nove anos estudou medicina e filosofia em Somyrna, Corinto e Alexandria. Depois, retornou à sua cidade e tornou-se médico dos gladiadores.

Após quatro anos foi para Roma, onde teve maior reconhecimento pelo seu trabalho. Foi médico do imperador Marco Aurélio e, depois da morte deste, no ano de 180, tornou-se conselheiro de Cômodo, e depois médico do imperador Sétimo Severo, que sobreviveu a Galeno.

Foi seguidor da teoria dos humores da escola hipocrática, e a expandiu classificando os temperamentos em quatro tipos:
1. Fleumáticos – relacionados com flegma ou muco; pessoas preguiçosas, frívolas; também relacionadas com a água (entre os quatro elementos). Posteriormente, na Idade Média, a astrologia relacionou estas pessoas com os signos de peixes, aquário e capricórnio.

---

[29] Lopes, em *A medicina no tempo*.

2. Melancólicos – relacionados com a bile negra; pessoas teimosas, obstinadas; relacionadas com a terra. Na astrologia correspondem aos signos de sagitário, escorpião e libra.
3. Coléricos – relacionados com a bile amarela; pessoas audaciosas, exuberantes; relacionadas com o ar. Na astrologia correspondem aos signos de virgem, leão e câncer.
4. Sangüíneos – relacionados com o sangue; pessoas serenas, tranqüilas; relacionadas com o fogo. Na astrologia correspondem aos signos de gêmeos, touro e áries.

Galeno era extremamente vaidoso e a ele é atribuída a seguinte frase: "Eu fiz pela medicina o que o imperador Trajano fez pelo Império Romano: abri estradas, construí pontes. Eu sou o criador único do verdadeiro método de tratar doenças."

E ainda, "Nunca, até o presente, cometi erro algum, já seja no tratamento ou no prognóstico, como tem sucedido a muitos outros médicos de grande reputação. Se alguém desejar alcançar renome, o único que necessita para isso é aceitar o que eu tenho sido capaz de demonstrar".

Sua atividade terapêutica baseava-se na teoria dos opostos: aplicava calor se a doença havia sido causada pelo frio, ou purgativos se fosse conseqüência de algum excesso alimentar. Também era pródigo no uso de medicamentos, que ele mesmo produzia.

Devido ao fato de ter realizado estudos de anatomia apenas em animais, sua obra continha alguns pressupostos falsos, como em relação aos órgãos internos. Detinha, no entanto, um grande conhecimento de fisiologia em grande parte graças aos seus estudos experimentais, feitos em animais.

É famoso um diagnóstico que fez em um paciente persa que se queixava de perda da sensibilidade nos dedos de uma das mãos. Por meio de uma história clínica bem-feita, Galeno descobriu que o caso se devia a uma lesão da sétima vértebra cervical, conseqüente a uma queda do paciente sobre uma pedra, episódio que apenas provocou uma dor momentânea e que foi logo esquecida. Recomendou repouso no leito e aplicação de um emplastro reconfortante e o paciente se curou.

Galeno declarava que toda alteração na função do organismo resultava de algum tipo de lesão, e que toda lesão levava a algum tipo de alteração funcional, o que ainda hoje é verdadeiro.

Foi, provavelmente, o primeiro a produzir lesões cerebrais em animais para estabelecer a distinção entre lesões dos lobos cerebrais e aquelas relacionadas ao tronco cerebral e cerebelo. Reconheceu sete dos doze pares de nervos cranianos e fez a distinção entre nervos motores e sensitivos.

Após a morte de Galeno, procurou-se ordenar e estruturar seus ensinamentos visando a criação de um sistema coerente, capaz de divulgar seus conhecimentos aos estudantes de medicina dentro de um período de tempo razoável. Isto foi conseguido por volta do século VI d.C., quando, em Alexandria, vários estudiosos da obra de Galeno conseguiram resumi-la em 16 livros, com quatro partes: a primeira, uma introdução (livros 1 a 4), a segunda dedicada à fisiologia (livros 5 a 8), a terceira à patologia (livros 9 a 14) e a quarta à terapêutica e higiene (livros 15 e 16).

Sua influência perdurou por quase quinze séculos, em parte, provavelmente, porque sua obra coincidia com várias posições do cristianismo. Para Galeno, tudo era determinado por um Deus sábio e tudo era reflexo de sua perfeição, e essa perfeição podia ser percebida no corpo humano. A influência de

Galeno só diminuiu quando Vesalius, no século XVI, mudou inteiramente o estudo da anatomia.

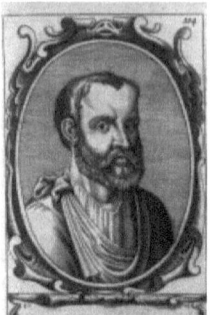
Galeno

A decadência de Roma e o surgimento das civilizações religiosas

Várias foram as causas do declínio do mundo greco-romano, que se acentuou com a mudança do imperador Constantino para Bizâncio, em 330 d.C. Segundo alguns historiadores, foi o imperialismo a principal causa da queda da civilização romana. A enorme dimensão do território conquistado por Roma tornava o império difícil de ser administrado.

Outras causas citadas são a forte decadência moral da sociedade, que levava à corrupção generalizada especialmente entre as classes dirigentes e mesmo no seio do exército, além de grande opressão das minorias e pobreza generalizada da população.

Também havia uma grande permissividade, havendo 32 mil prostitutas em Roma, durante o reinado de Trajano, além de ser muito freqüente o homossexualismo. No Coliseu, os gladiadores lutavam até a morte, tendo se desenvolvido um lamentável gosto pela crueldade no seio do povo.

Pelo próprio crescimento de Roma e de outras cidades do império, com grandes aglomerações de pessoas, aconteceram várias epidemias, que contribuíram para enfraquecer ainda mais o já debilitado poder romano. Em 166, houve uma epidemia de tifo exantemático. Em 251, de varíola. No ano de 543, no reinado de Justiniano, houve uma epidemia de peste bubônica, que também provocou milhares de mortes.

Diante de todo este quadro, existia um terreno fértil para o surgimento de uma nova civilização que se baseasse em novos valores éticos e morais. Foi a partir deste momento que surgiu a pregação de Jesus Cristo e, com ele, o que no início era apenas uma seita, tornou-se em poucos anos uma religião de enorme apelo popular.

É importante ressaltar ainda que essa nova doutrina surgiu como uma síntese do cristianismo, judaísmo e do helenismo, sendo dirigida a todos os homens e não a um povo em particular como era comum às demais religiões da época.

Com Teodósio passou a ser a religião oficial do Estado[30], o que foi, em parte, devido ao fato de uma grande parcela dos soldados romanos já serem cristãos à época. Há quem diga que o imperador Constantino converteu-se em 315, após ter visto, no céu, uma cruz em chamas com as palavras "Com este símbolo vencerás"[31], ao retornar da Gália para enfrentar rivais que lhe reclamavam o trono de Roma.

O islamismo surgiu como uma forma de unir o povo árabe em torno de uma religião e de uma causa comum, através das pregações de Muhammad, ou Maomé, no início do século VII. Seus ensinamentos estão contidos no Corão, onde a revelação de Deus foi feita ao profeta pelo anjo Gabriel, ao longo de vinte e três anos, conforme reza a tradição.

Segundo Maomé, "instruir-se é dever de todos os muçulmanos, homens, mulheres, velhos e crianças". E ainda dizia, "buscai a Ciência, do berço à sepultura. Buscai a Ciência, ainda que seja na China".

Inspirado pela religião judaica e cristã, o islamismo é monoteísta, crê apenas em Alá, induz à prática da caridade e do perdão entre as pessoas, além de proibir o consumo de bebidas alcoólicas e carne de porco.

Prega o jejum durante o dia, no mês sagrado do Ramadã, a prática da prece cinco vezes ao dia, e a peregrinação à sua cidade sagrada, Meca, ao menos uma vez na vida.

Maomé não foi somente o fundador de uma religião, mas também de um estado árabe, com sede em Medina. Era dever do fiel conquistar para o Islã a maior parte possível do mundo.

Após a morte de Maomé, em 632, uma grande onda de expansão sarracena se espalhou pela Ásia, África e Europa. Cerca de cem anos depois da morte do profeta do islamismo metade do mundo civilizado era dominado pelos muçulmanos. Este império foi conquistado sem grandes lutas, mais pela fragilidade apresentada pelos inimigos do que pela grande supremacia dos exércitos árabes.

Esta expansão motivou as cruzadas, de 1096 a 1272, guerra religiosa que tinha como emblema recuperar a cidade de Jerusalém para os cristãos, mas que na verdade visava reconquistar os territórios perdidos para os árabes.

Enquanto a influência do cristianismo na Europa Ocidental foi predominante, entre os séculos V e IX, o islamismo teve seu apogeu entre os séculos VII e XIII.

O declínio da importância da arte de curar

A Idade Média tem a duração de cerca de mil anos, ou, mais precisamente, delimita-se entre a divisão do Império Romano em Império Romano do Ocidente e do Oriente, em 395, e a queda de Constantinopla em 1453, pelos turcos otomanos. Na sua primeira metade, houve um retrocesso na atitude da sociedade em relação ao racionalismo, especialmente entre os séculos X e XI.

---

[30] O cristianismo foi declarado religião oficial no ano de 391, segundo Guillebaud.

[31] Durant, em *Heróis da História*.

A mente do homem medieval estava voltada para a morte, que havia se tornado uma obsessão coletiva. O símbolo da morte era encontrado em vários lugares, desde sepulturas até anéis e ornamentos de residências.

A doença voltou a ser considerada como um castigo ou punição, ou como resultado de possessões demoníacas. Em conseqüência, as pessoas recorreram a rituais de magia ou às orações, e a prática da medicina entrou em um longo período de descrédito e desprestígio.

Santo Agostinho, que viveu de 354 a 430, contribuiu para essa visão quando disse: "todas as enfermidades dos cristãos devem ser atribuídas aos demônios e, de modo especial, aos que atormentam os recém-batizados; sim, até os bebes recém-nascidos, inteiramente destituídos de culpa".

Por outro lado, o fato de as cidades da época serem verdadeiros aglomerados humanos, com precárias condições de higiene, a falta de um sistema adequado de redes de água e de esgoto e a não existência de uma rotina de retirada do lixo, com conseqüente aumento da população de ratos e insetos, contribuíam para que as doenças infecciosas ocorressem de forma freqüente, e não raras vezes de forma epidêmica.

A precariedade da medicina de então, que pouco podia fazer contra os diferentes surtos, como nas epidemias de tifo, peste bubônica, varíola, difteria, malária, febre tifóide, disenteria, além da lepra (hoje conhecida como hanseníase), que era muito freqüente, contribuiu de forma significativa para a perda de credibilidade na prática médica.

Somente a peste negra, em 1347 e 1348, eliminou cerca de 25 milhões de pessoas na Europa, sendo que em alguns lugares a população foi reduzida em até 75%.

Arte de curar e cristianismo

Com a expansão do cristianismo, a partir do início da Idade Média, e a associação renovada entre doença e pecado, nada mais natural que a Igreja Católica estivesse constantemente presente no tratamento e nos cuidados oferecidos aos doentes. A Bíblia é rica em citações de curas feitas por Jesus Cristo, além do que a reparação física era acompanhada da expulsão de demônios ou de outros "espíritos impuros".

Em conseqüência, a Igreja assumiu crescentemente o atendimento à saúde, já que o cristianismo pregava a fraternidade e a caridade para os humildes e os aflitos, além de considerar o sofrimento como uma benção para a salvação da alma.

Além disso, com um considerável alheamento em relação ao que ocorria no mundo real, o cristianismo levou muitos dos seus seguidores a uma maior indiferença frente a acumulação de bens nesse mundo, o que também contribuiu para sua menor participação nas atividades econômicas dos países europeus.

Ou ainda, como escreveu Weatherford[32], "durante a maior parte da vida humana, a religião usou histórias e rituais para despertar emoções como medo do

---

[32] Em *A História do Dinheiro*.

desconhecido, avidez de procurar o invisível, viver eternamente ou algum outro produto que outrora não se podia obter na terra".

Por outro lado, em tempos de conflitos sangrentos, ninguém podia encontrar a paz e a calma necessária para cuidar dos pacientes fora das ordens religiosas.

Os hospitais surgiram como instituições cristãs. Santa Helena, mãe do imperador Constantino, fundou um hospital no ano de 330, após a mudança da capital do Império Romano para Bizâncio, que depois viria a ter seu nome mudado para Constantinopla. Em 369 foi criado em Cesaréia, por São Basílio, um hospital para a população carente.

Em razão de sua própria vida de recolhimento e de estudo, os monges beneditinos acabaram assumindo a assistência médica no mundo ocidental por mais de cinco séculos. A este período da história alguns denominam de período da medicina monástica.

O fundador da ordem dos beneditinos, Benedicto de Nursia, a partir de Montecassino, influenciou fortemente seus monges a cuidar dos doentes. Um dos primeiros membros desta comunidade, Cassiodorus (490 a 575), que havia sido ministro de Teodorico (rei de um dos povos germânicos que governou Roma), e que depois aderiu à ordem beneditina, recomendava o estudo de plantas medicinais e das obras dos médicos antigos. Com os monges missionários, a medicina ia se infiltrando entre os povos que adotaram o cristianismo.

Em 805, os beneditinos passaram a receber instrução médica como parte de seu aprendizado formal, sob o nome de física, e os médicos assim formados eram chamados físicos.

A maioria dos medicamentos era feita pelos próprios monges, a partir de plantas que eles mesmos cultivavam. Em cada mosteiro havia um jardim botânico, de onde os religiosos coletavam material para o preparo de seus remédios, uma farmácia, uma biblioteca e um lugar para tratar os doentes. Nas bibliotecas os monges traduziam os textos clássicos gregos para o latim.

As santas casas de misericórdia se espalharam por todo o mundo, com várias ordens religiosas assumindo o tratamento dos enfermos pobres.

Na França os hospitais eram conhecidos como Hôtel-Dieu. O primeiro surgiu em Lyon, em 542. O de Paris, fundado no século VII, pelo bispo da cidade, S. Landry, chegou a ter 1.200 leitos, sendo que apenas a metade com leitos individuais. Os demais recebiam de três a cinco pacientes por leito. Os hospitais eram inteiramente administrados por ordens religiosas.

A medicina leiga, apesar de continuar existindo, entrou em uma fase de declínio, só voltando a recuperar parte de seu prestígio após o surgimento das universidades européias, a partir do século XII.

O declínio da medicina monástica atinge seu ápice no século XI. Seu sucesso levou os monges cada vez para mais longe dos mosteiros e de suas obrigações religiosas.

Muitos passaram a ganhar muito dinheiro com a atividade e foram se esquecendo da caridade na hora de tratar os enfermos mais pobres. Vários concílios da Igreja foram, de forma gradual, restringindo essas atividades médicas, até a sua completa proibição.

Com o concílio de Tours, em 1163 (A Igreja não derrama sangue), a Igreja proibiu os monges de realizarem cirurgias. Com isto, deixou de ser atribuição dos médicos, desde que a maioria deles era de religiosos. A cirurgia passou, então, a ser exercida apenas pelos barbeiros e charlatães de toda espécie.

Surgiram ainda novas ordens religiosas, como os dominicanos e os franciscanos, claramente hostis à participação em atividades científicas.

Paulus de Aegina

Considerado como um dos maiores médicos de todos os tempos, viveu no século VII e estudou em Constantinopla e Alexandria. Publicou uma coleção de sete livros sobre diferentes temas, sendo o mais importante deles sobre cirurgia. Nele, abordava o tratamento do câncer de útero e de mama, além da técnica de litotomia, castração, tratamento de lesões ginecológicas, e de fístulas anais, hemorróidas e fraturas. Foi, ainda, o criador de um sistema para irrigação vesical, por meio de uma bexiga de boi ligada a um cateter, que seria um sistema precursor da atual sonda vesical.

Os árabes

"Em medicina a verdade absoluta é um objetivo que não pode ser alcançado, e tudo o que está escrito nos livros vale menos do que a experiência de um médico sensato". Esta frase é de Abu Bakr Muhammad ibn-Zakasiya al-Razi, mais conhecido como Rhazes, um dos mais importantes médicos árabes, que viveu de 860 a 932.

O aforismo faz parte do livro *Liber medicinalis ad almansorem*, que Rhazes escreveu baseado em vários textos dos antigos gregos. Em outro de seus livros, *Liber de pestilentia*, descreve com exatidão doenças como o sarampo e a varicela.

Contrário a todo tipo de charlatanismo, Rhazes combateu a importância excessiva que se dava ao exame das urinas dos pacientes.

Na época, os médicos chegavam ao absurdo de acreditar até que o exame desse material fosse suficiente para fazer o diagnóstico das doenças, mesmo sem a presença dos seus clientes.

Avicena ou Abu Ali al-Husayn Ibn Sina, que viveu de 980 a 1037, é considerado o maior médico árabe da Idade Média. Era extremamente inteligente, sendo que aos dez anos de idade conhecia todo o Alcorão, o livro sagrado do islamismo.

Com 18 anos já era considerado um médico experiente e, após curar o príncipe de Bucara, de uma grave doença, foi recompensado com o acesso irrestrito à sua biblioteca.

Escreveu uma obra fundamental, *Al Schafa*, verdadeira enciclopédia filosófica, onde procurava conciliar as idéias neoplatônicas com as doutrinas aristotélicas.

Suas concepções políticas tinham conteúdo aristocrático. Os governantes, segundo Avicena, são os grandes solitários que, pelo seu isolamento, têm melhor condição de alcançar a razão universal.

Sua principal obra médica, o *Canon*, serviu como texto de referência no mundo ocidental até o século XVII. Avicena também era grande admirador dos antigos médicos gregos, e seus livros permaneceram fiéis aos seus principais ensinamentos.

Abdallitif de Bagdá (1161 a 1231) foi o primeiro médico a encontrar erros na obra de Galeno. Teve a oportunidade de examinar milhares de esqueletos, especialmente de mortos de fome e de epidemias, então freqüentes no Egito, para onde foi visitar Maimonides, outro grande médico árabe.

Entre as descobertas de Abdallitif, que o convenceram das vantagens da investigação pessoal ao invés do conhecimento adquirido por meio dos livros da época, a de que a mandíbula era um osso único, ao invés de formado por várias peças, como Galeno apregoava.

Maimonides era um árabe de origem judia, nascido em Córdoba, e que viveu de 1135 a 1204. Escreveu um tratado, *Guia dos Perplexos*, onde tenta conciliar a fé com a razão, apresentando uma teologia negativa segundo a qual o homem só pode conhecer a Deus indiretamente, ou seja, por aquilo que Ele não é, tese que exerceu considerável influência na filosofia cristã medieval.

Estava muitos séculos à frente de seu tempo, tanto em filosofia como na sua visão da medicina. Acreditava em uma mente sadia em um corpo são, nos poderes curativos da natureza, nos valores da dieta, repouso, exercícios, e em remédios simples. Como Moisés, também escreveu sobre higiene.

Os árabes foram os grandes responsáveis pelo desenvolvimento da química, tendo produzido novos remédios graças aos avanços que alcançaram no campo da farmacologia e desenvolvimento dos métodos inicialmente utilizados pelos alquimistas, como a cristalização, sublimação e destilação de substâncias.

Segundo os muçulmanos, os sete corpos celestes que conheciam(Sol, Lua, Mercúrio, Marte, Vênus, Júpiter e Saturno) correspondiam aos sete dias da semana e aos sete metais, isto é, ouro, prata, ferro, mercúrio, estanho, chumbo e cobre. Sob a influência dos planetas, estes metais nasciam na terra a partir de uma substancia comum, a pedra filosofal.

Os alquimistas tratavam de descobrir o segredo desse fenômeno, para assim poder converter ferro ou chumbo em ouro. Diziam ainda que beber ouro significava beber o elixir da vida, que era o segredo da eterna juventude ou ainda da vida eterna.

Nicholas Flamel, considerado o mais importante alquimista do século XIV, investiu grande parte de sua vida na busca das transformações alquímicas que lhe permitissem vir a encontrar a pedra fiolosofal.

Além disso, era multo interessado em ocultismo. Acreditava na cristalomancia, ou seja, na capacidade de enxergar o futuro por meio da produção de imagens refletidas em objetos brilhantes.

Outro contemporâneo de Flamel, John Dee, achava que a chave da transmutação de metais comuns para o desenvolvimento da pedra filosofal poderia ocorrer por meio de mensagens angelicais obtidas através da cristalomancia.

Finalmente, pode-se afirmar que muitos dedicaram suas vidas e empenharam suas fortunas na procura da pedra filosofal. Apesar de nunca a terem encontrado, alguns acabaram descobrindo várias substancias químicas de grande utilidade, ainda hoje bastante utilizadas.

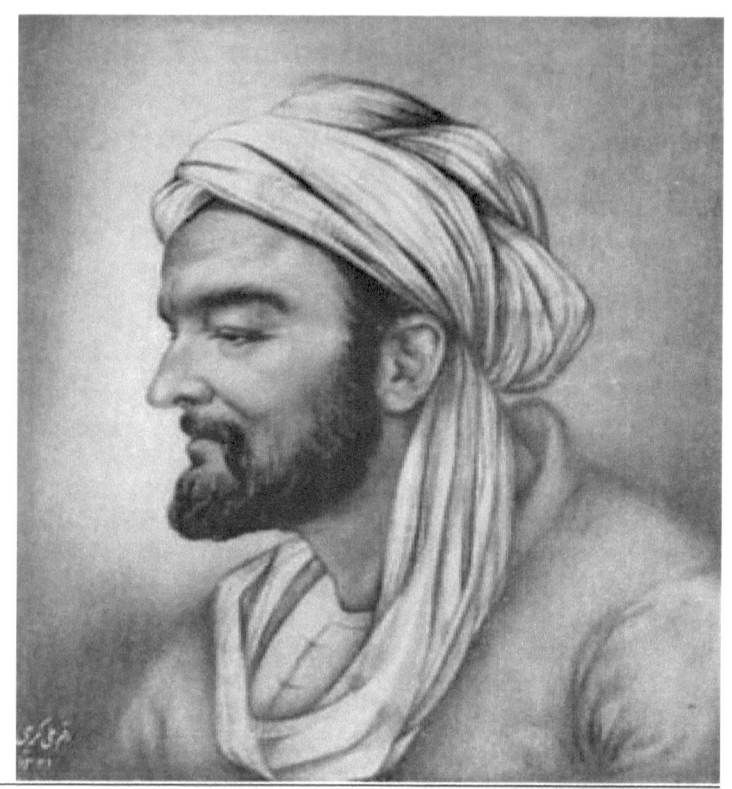

Avicena

As primeiras universidades

A palavra *universidade* é oriunda do latim e significa *o todo*, desde que nessas instituições havia a pretensão de conter todo o conhecimento humano existente.

Apesar de haver uma ou outra faculdade isolada, como as de medicina, em Montpellier, fundada no século IX; a de Salerno (no sul da Itália), criada no século X, e a de direito, em Bolonha, criada no século XI, as universidades surgiram nos séculos XII e XIII, como conseqüência do crescimento e da riqueza das cidades européias medievais.

A escola de Salerno surgiu ao lado de um hospital fundado pelos beneditinos, no século VII, ou seja, foi uma conseqüência da medicina monástica.

Bolonha foi a primeira universidade a ser criada, em torno de 1180, sendo que desde o ano de 1156 já contava com uma faculdade de medicina bem estruturada.

O ensino era eminentemente teórico, o que resultava na formação de poucos médicos com alguma experiência prática, especialmente quanto à cirurgia.

As primeiras autópsias realizadas em Bolonha ocorreram no final do século XIII. As seções eram comandadas por um professor, que de cima de sua cátedra (uma grande estrutura elevada, com degraus e uma mesa de leitura) comandava a aula, enquanto um colega mais novo, *ostensor*, apontava a linha de incisão e um funcionário subalterno, *demonstrator*, executava a dissecação.

Mesmo com a eventual permissão de dissecações por ordem de magistrados, como em casos de suspeita de envenenamento, somente em 1482 o Papa Sixto IV - Papa de 1471 a 1484 - emitiu uma bula permitindo a prática em cadáveres humanos. Em conseqüência, veio a promover o desenvolvimento da anatomia nas universidades européias, como em Bolonha, Pádua, Paris e Montpellier. Com isto, o ensino da cirurgia tomou novo impulso nas escolas médicas.

Neste período, as escolas de medicina das cidades italianas eram as de maior prestígio no mundo e entre os séculos XII e XV foram criadas várias universidades na França, Alemanha, Inglaterra, Holanda e Escandinávia.

Um dado interessante deste período era o fato de que tanto os professores como os alunos vinham de vários lugares e países, mas como a língua universal do mundo culto era o latim todos se entendiam perfeitamente.

Astrologia e doenças

Em todas as civilizações, e particularmente entre as mais antigas, os movimentos do sol, da terra e das estrelas sempre fascinaram a humanidade.

Para os antigos egípcios, um novo sol era criado a cada dia, chegava ao seu apogeu ao meio-dia e morria no crepúsculo.

Em um antigo papiro a terra é representada como uma figura deitada, coberta de folhas, e o corpo cintilante de uma deusa celestial espalhando-se sobre ela, carregando dois barcos, um para levar o sol nascente e outro para levar o sol poente.

Representações da terra como uma grande planície, acima da qual repousava o firmamento, aparecem em histórias de hindus, gregos e diversos outros povos.

Acima da terra estavam as nuvens e o brilho das estrelas à noite era proporcionado pelo paraíso, que ficava além das nuvens.

Esta ideia de uma terra plana com o paraíso por cima perdurou por muitos séculos, até que Pitágoras sustentou que ela era esférica. A visão que predominava, no entanto, era de uma terra com diferentes formas geométricas[33].

Os antigos hindus acreditavam em uma terra hemisférica, sustentada por quatro elefantes de pé sobre uma imensa tartaruga flutuando em um oceano universal.

Qualquer que fosse a forma admitida para o nosso planeta, havia uma grande preocupação a respeito de como ela estava apoiada.

Uns achavam que flutuava na água, outros achavam que possuía raízes, ou que se apoiava em doze pilares, e que somente por meio de sacrifícios os pilares se manteriam eretos.

Alguns ainda achavam que a terra tinha o formato de um ovo, que flutuava na água e que era cercada pelo fogo.

Vários povos antigos observaram que diferentes grupos de estrelas, ou constelações, ficavam perto do sol no alvorecer e no crepúsculo, em diferentes períodos do ano.

Certo grupo de estrelas poderia estar próximo do nascer do sol em um mês, e poderia estar acima dele ou mesmo não mais ser visto no mês seguinte.

Assim, uma constelação estava associada com cada mês, e doze grupos de estrelas ou constelações formariam o zodíaco.

Os grupos de estrelas bem acima do sol na alvorada e no crepúsculo foram usados como uma espécie de bússola celestial e o sol levaria um ano para completar seu ciclo de viagem pelo paraíso.

A divisão do zodíaco em doze signos foi usada por diferentes povos, como os caldeus, egípcios, hindus, persas, gregos e romanos.

O signo de carneiro é o primeiro na ordem porque é a constelação que coincide com o equinócio de primavera no hemisfério norte, quando o tempo de duração dos dias e das noites é igual.

A astrologia corresponde à arte de prever ou determinar a influência de planetas e estrelas sobre as questões humanas.

A origem etimológica vem das palavras gregas *astron* (estrela) e *logos* (palavra falada, discurso), o que corresponderia à linguagem dos astros.

Desde os mesopotâmios que existe uma forte associação entre astrologia e saúde, ou seja, a posição dos diferentes astros e constelações no céu, em cada período do ano, agiria sobre nós nos tornando mais ou menos vulneráveis a determinadas doenças.

Como já referido, essa ideia dos babilônios estaria inicialmente relacionada à influência da lua sobre os movimentos das marés.

Na Índia a astrologia e a medicina evoluíram juntas desde os tempos mais remotos e o conhecimento altamente avançado relacionado à astrologia e

---

[33] Singer, C. Science, Medicine and History, 2 vols., Oxford University Press, London, 1953.

medicina está preservado nas escrituras sagradas indianas e que foram transmitidas de geração a geração[34].

Devido ao fato de que tanto a astrologia como a medicina se desenvolveram a partir de um eixo comum, princípios astrológicos relacionados à prevenção, à atenção à saúde e para alívio das doenças eram aplicados como rituais, ou mesmo como parte de cerimônias religiosas.

Um estudioso das estrelas dava orientação de como se deveria tomar o medicamento no momento mais adequado para que ele tivesse o melhor efeito para aliviar o sofrimento do doente.

Depois, a partir da teoria humoral, sendo o corpo constituído por humores, ou seja, por líquidos orgânicos, passou-se a acreditar que os humores do corpo humano também deveriam sofrer a influência dos astros.

Retornando a Galeno, lembramos que as pessoas relacionadas à flegma ou muco estariam associadas aos signos de peixes, aquário e capricórnio, e seu temperamento seria do tipo fleumático.

Já as relacionadas à bile negra, estariam associadas aos signos de sagitário, escorpião e libra, sendo seu temperamento melancólico.

Os coléricos de temperamento estariam relacionados à bile amarela e aos signos de virgem, leão e câncer.

E, finalmente, os de temperamento sanguíneo se relacionariam aos signos de gêmeos, touro e aries.

No entanto, um dos textos mais importantes e que se constitui, até hoje, em uma referência em astrologia é o *Tetrabiblos*, escrito por Claudius Ptolomeu, em Alexandria no século II d.C.[35]

Sob a influência de alguns filósofos gregos, como Platão e Aristóteles, Ptolomeu escreveu duas obras de muito significado para o ocidente: o *Tetrabiblos* onde aborda a astrologia e o *Almagesto*, no qual a teoria geocêntrica é apresentada e passa a constituir o paradigma astronômico até que se torne ultrapassada pelos trabalhos de Copérnico e de Galileu.

Sua distinção entre astronomia e astrologia era a seguinte: a primeira é a ciência que trata dos movimentos dos corpos celestes, que são regulares, imutáveis e perfeitos; já a segunda trata das mudanças que os movimentos dos corpos celestes provocam nas coisas terrenas.

Segundo Ptolomeu, fazer o horóscopo de uma pessoa se constituía no que hoje chamamos de mapa astrológico e para sua realização havia necessidade do apoio de alguns dados pessoais, como data de nascimento, além do local e da hora.

A partir daí se definiria o cenário do que estaria acontecendo no céu naquele momento em que a pessoa nasceu, ou seja, para a astrologia esse

---

[34] Sharma, B.K. Contribution of astrology in medicine. Bulletin of the Indian Institute of History of Medicine, vol. 37(1):45-62, 2007.
[35] Machado, C. A. O papel da tradução na transmissão da ciência: o caso do Tetrabiblos de Ptolomeu. Tese para obtenção de título de Doutor em Letras da PUC-Rio, Rio de Janeiro, 273 p., 2010.

instante inesquecível marca o início da presença da pessoa no mundo e a partir daí se traça uma tendência do que poderá vir a acontecer com ela no futuro.

Essa tendência, entretanto, não tinha caráter fatalista ou determinista, como Ptolomeu mesmo reconhecia. Ao longo da vida podem surgir outros fatores, como diferentes tipos de educação e de hábitos e situações de vida, que podem vir a modificar a tendência inicialmente apresentada.

Para Ptolomeu a astrologia serviria para a prevenção e para a preparação do espírito para as situações que podem vir a ocorrer, dizendo ainda que, nas coisas terrenas, há interferências de outras causas, além das celestiais, como a sorte, o ambiente e outras que podem se contrapor ao que antes estava escrito nas estrelas.

Na realização do mapa astrológico, o espaço celeste é dividido em doze signos, iniciando pelo de carneiro, e o espaço terrestre também é dividido em doze casas, sendo que o ascendente corresponderia à cúspide da primeira casa.

Cada casa estaria associada a um setor da vida como, por exemplo, trabalho, saúde, casamento, família, filhos e dinheiro.

Ptolomeu também estabeleceu familiaridades entre planetas e signos, definidas pela figura do triângulo, já que o triângulo equilátero é a forma geométrica que apresenta mais harmonia:

- Áries, Leão e Sagitário, signos regidos pelo Sol e Júpiter, e que corresponderiam ao triângulo de fogo.
- Touro, Virgem e Capricórnio, signos regidos por Vênus e Lua, e que corresponderiam ao triângulo da terra.
- Gêmeos, Libra e Aquário, signos regidos por Saturno e Mercúrio, e que corresponderiam ao triângulo do ar.
- Câncer, Escorpião e Peixes, signos regidos por Marte, e que corresponderiam ao triângulo da água.

Segundo Ptolomeu, cada astro teria domínio sobre determinadas partes do organismo ou função, como[36]:

- Saturno: orelha direita, baço, bexiga, muco e ossos.
- Júpiter: pulmões, artérias, sêmen e tato.
- Marte: orelha esquerda, rins, veias e órgãos genitais.
- Sol: cérebro, coração, tendões, partes do lado direito e visão.
- Vênus: fígado, músculos e olfato.
- Mercúrio: língua, bile, nádegas, fala e pensamento.
- Lua: estômago, barriga, útero, partes do lado esquerdo e deglutição.

Ainda em seu livro, Ptolomeu se refere à relação entre cometas, condições da lua e das estrelas e eventos que poderiam ocorrer em nosso planeta.

Isso influenciou muita gente, fazendo com que ao longo da história várias epidemias fossem justificadas como sendo devidas à influência dos astros.

---

[36] Robbins, F.E. Tetrabiblos. Book Three: of bodily injuries and diseases, Harvard University Press, 1940.

A da peste bubônica e que dizimou boa parte da população europeia no século XIV, foi considerada como tendo sido causada pela conjunção dos planetas Saturno, Júpiter e Marte no dia 24 de março de 1345.

Uma epidemia de influenza que ocorreu em Londres, em 1510, foi relacionada ao aparecimento de cometas, quatro anos antes[37].

Já a pandemia de cólera, iniciada em 1817, foi relacionada às fases da lua e ainda como presságio do aparecimento do cometa de Halley, em 1835.

Por sua vez, meteoros anunciavam que novas epidemias iriam em breve surgir, ou seja, o espírito humano sempre procurava relacionar os fenômenos celestes como prenúncio de novas epidemias ou de novos desastres naturais.

Isso é perfeitamente compreensível pelo fato de que, até hoje, astrólogos e suas previsões continuam exercendo considerável fascínio e influência sobre várias pessoas das mais diversas camadas da sociedade.

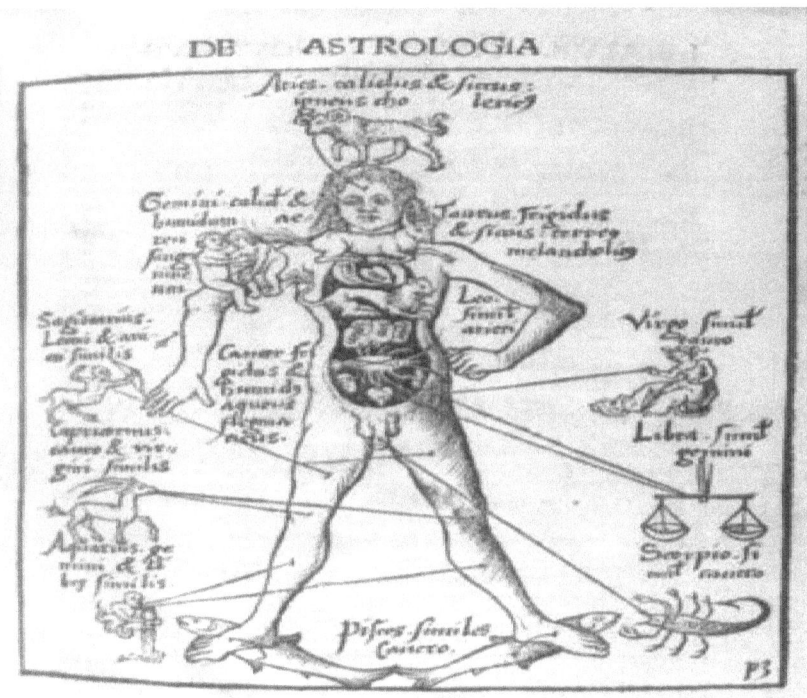

A influência dos signos zodiacais sobre o corpo humano

Fisioterapia

---

[37] Volcy, C. Historia de los conceptos de causa y enfermedad: paralelismo entre la medicina y la fitopatologia. Iatreia, vol.20(4):407-421, 2007.

Entre as várias modalidades de fisioterapia, a hidroterapia, e, particularmente, os banhos em estâncias hidrominerais têm sido utilizados desde os tempos mais remotos.

Na Grécia antiga, os templos de Asclépio eram construídos próximos a fontes de água com propriedades de cura.

Os romanos tinham conhecimento das virtudes terapêuticas das águas e também utilizavam a hidroterapia regularmente.

Na Idade Média, as águas de Montecatini e Karlsbad foram as mais populares.

A terapia baseada na água do mar, que vem desde a Roma antiga, onde era indicada para casos de tuberculose, leva ainda hoje milhares de banhistas a freqüentarem várias estações de veraneio existentes no litoral de diversos países.

As massagens eram também muito usadas desde a Antigüidade, e gregos e romanos davam a elas grande importância como arma terapêutica.

Massagens e movimentação passiva dos membros, especialmente após fraturas, passaram a ser muito empregadas com o passar do tempo.

Os exercícios de ginástica também têm o seu início desde a Antiguidade. No século XVIII a ginástica era indicada como uma forma de adquirir domínio da vontade sobre os movimentos e em oposição à tendência ao relaxamento do corpo.

A termoterapia era usada associada à hidroterapia, e, atualmente, por meio de raios infravermelhos.

Ameríndios e doenças

Calcula-se que os índios da América sejam descendentes de povos asiáticos, que teriam atravessado o estreito de Behring há doze mil anos, e daí se dispersado por todo o continente.

Apesar de alguns acreditarem que a América pré-colombiana não tenha estado completamente isolada da Europa até o século XV (há evidências de que os vikings aqui estiveram por volta do ano 1.000), é provável que a sífilis seja uma doença oriunda do Novo Mundo. Os mais modernos achados de paleopatologia, área do conhecimento que estuda as doenças através de evidências arqueológicas, sugerem que a sífilis endêmica acometia populações ameríndias da América do Norte bem antes da chegada de Colombo, em 1492.

Segundo Braudel[38], "a sífilis expande-se a partir da descoberta da América pré-colombiana: é uma oferta, a vingança, houve quem dissesse dos vencidos. Das quatro ou cinco teorias que os médicos hoje sustentam, a mais provável é talvez a que faz a doença uma criação, ou melhor, uma recriação com origem nas relações sexuais entre duas raças (influência do *Treponema pertinens* sobre o *Treponema pallidum*). Seja como for, o mal se revela terrível em Barcelona a partir das festas de regresso de Colombo (1493), depois se difunde em ritmo galopante; é um mal endêmico, rápido, mortal. Em quatro ou cinco anos dá a volta à Europa, passa de país para o outro com nomes ilusórios: mal-de-Nápoles, mal-francês, *the french disease* ou *lo malo francioso*; a França, dada a sua posição geográfica, ganha essa guerra do vocabulário".

Por ocasião da chegada de Cabral, em 1500, havia em torno de quatro milhões de índios em nosso território.

---

[38] Em Civilização material, economia e capitalismo: séculos XV-XVIII. As estruturas do cotiano.

Cabral não teria sido o primeiro a aqui chegar, conforme documentos que relatam a passagem de outro navegador português, Duarte Pacheco, em 1498, que teria desembarcado em um ponto próximo à fronteira do Maranhão com o Pará, e que depois teria ido até a ilha de Marajó e conhecido a foz do rio Amazonas. Suas descobertas só não foram divulgadas porque, segundo o tratado de Tordesilhas, este território pertenceria à Espanha.

Segundo Del Priore e Venancio[39], o francês Jean Cousin esteve na embocadura do Amazonas em 1488 e os espanhóis Diogo de Lepe e Alonso de Hojeda também teriam passado por trechos da costa norte de nossas terras antes de 1500.

Pouco tempo depois da chegada dos portugueses, uma boa parte da população indígena foi dizimada, principalmente pelas doenças trazidas pelos homens brancos. Os índios não possuíam imunidade para viroses como o sarampo e a varíola, de fácil e rápida propagação.

Hoje se explica esta grande susceptibilidade dos nossos índios às novas doenças trazidas da Europa não como algum tipo de deficiência, mas sim como consequência das populações ameríndias serem biologicamente muito homogêneas do ponto de vista genético.

Pelo fato de nunca terem tido contato com esses micróbios, eles não desenvolveram a imunidade necessária para sua sobrevivência.

A arte de curar dos astecas, maias e incas

Tanto os astecas como os maias - povos que viveram no território hoje correspondente ao México, Guatemala e Honduras - pouco acrescentaram ao que hoje conhecemos. Era uma medicina primitiva, com forte conteúdo de misticismo. Bastante impregnada de magia, mais ligada à feitiçaria e às crendices e pouco diferente da de outros povos primitivos da América.

O tabaco era considerado como planta capaz de curar várias doenças. Era usado como fumo, mastigado ou mesmo inalado como rapé.

Os incas, que ocuparam boa parte do território andino, apresentaram um maior nível de desenvolvimento na área da saúde.

As pessoas com deficiências, as viúvas e idosos eram protegidos pelo Estado, o que representava um grande avanço em termos de política social.

Pedaços de terra eram reservados para que essas pessoas pudessem ser mantidas. Além disso, aos deficientes - surdos, mudos, cegos, paralíticos e portadores de doenças congênitas - eram reservadas funções mais simples e para as quais estivessem capacitados, como empregos de vigilantes, porteiros e empregados domésticos.

---

[39] Em *Uma breve história do Brasil*.

Dos medicamentos usados pelos incas, entre os principais pode-se citar a coca e a casca de uma árvore chamada "cinchona", de onde mais tarde veio a se extrair o quinino, antimalárico potente, e que até hoje é usado

Doenças que mais importância tiveram na Idade Média

Lepra

O homem em cuja pele ou carne aparece cor estranha, tumor ou espécie de mancha reluzente, que seja indício de mal de lepra, será conduzido ao Sacerdote Aaron ou a qualquer de seus filhos, o qual, se vir lepra na pele, com o pelo embranquecido e a parte mesmo que parece leprosa mais deprimida que a pele restante, declarará que é chaga de lepra e o considerará impuro, e o que a tem será separado da companhia dos outros. Terá as vestes rasgadas, a cabeça desgrenhada, se cobrirá até o bigode e irá gritando: impuro, impuro! Todo o tempo que estiver leproso e imundo habitará sozinho, fora do povoado.

Levíticos 13, 2-3;45-46

A lepra representou a grande praga da Idade Média, tendo causado mais pânico e medo do que qualquer outra doença. Na verdade, o termo servia para enquadrar uma série de patologias com repercussão na pele e que ia desde doenças não infecciosas, como eczemas e psoríase, até varíola ou mesmo sífilis na sua fase secundária.

Com o retorno dos cruzados às suas cidades de origem, muitos traziam doenças, e a lepra, sendo endêmica entre a população pobre, alcançou proporções epidêmicas nos séculos XIII e XIV.

O paciente leproso era totalmente discriminado, considerado impuro, sendo obrigado a ficar em total ostracismo e, antes mesmo de sua morte ocorrer, a sociedade o tinha como morto e destituído de todos os direitos civis. Quando andava, carregava uma matraca para avisar aos demais de sua chegada, a fim de preveni-los de qualquer contágio.

A Igreja Católica assumiu o encargo de combater a lepra para facilitar o isolamento dos doentes, tendo criado vários leprosários desde o século VI. Eles eram chamados de lazaretos porque, inicialmente, os doentes eram internados nos mosteiros de S. Lázaro, em memória ao famoso leproso da Bíblia.

Somente na França, no início do século XIII, existiam dois mil lazaretos.

Apenas em 1874, o médico e botânico norueguês Gerhard Henrik Hansen iniciou o processo de desmitificação da doença ao identificar seu agente etiológico, o Mycobacterium leprae.

A partir daí a lepra começou a deixar de ser encarada como um castigo divino e passou a ser encarada como realmente é, ou seja, um relevante problema de saúde pública, especialmente nas regiões mais pobres do mundo, como na África central, no norte do Brasil e na Índia.

A peste negra

Duas pandemias de peste bubônica atingiram o mundo na Idade Média. A primeira no reinado de Justiniano, do Império Romano do Oriente, em 542 e 543, e a segunda que atingiu praticamente toda a Europa em 1347 e 1348, considerada a que mais mortes causou em todos os tempos. Nela, a metade da população de Londres morreu. Navios sem tripulantes vagavam pelo Mar do Norte e o Mediterrâneo, espalhando a infecção quando chegavam às praias.

Em *Decameron*, em 1353, Boccaccio assim descreveu as dantescas cenas que presenciou: "A condição das pessoas era lamentável de se descrever. Elas adoeciam aos milhares diariamente e morriam sem terem sido atendidas ou socorridas. Muitas morriam nas ruas; outras morriam em suas casas, e só se ficava sabendo disto pelo mau cheiro que exalavam de seus corpos em decomposição. Não havendo mais lugar nos cemitérios para enterrar tantos corpos, eles eram empilhados às centenas em grandes valas, como mercadorias de navio, e em seguida cobertos com um pouco de terra".

A provável origem desta última pandemia pode estar ligada a roedores selvagens da Ásia Central, onde há um reservatório desta enfermidade, ou a presença de animais silvestres portadores do agente da peste. Daí a doença foi para a Itália e a França, e para a Alemanha, alcançando depois a Rússia. Os navios tiveram grande importância para levar a doença para vários países, fazendo com que a enfermidade se propagasse rapidamente.

Segundo Braudel[40], "o enorme arquivo da peste não cessa de aumentar, as explicações de se amontoarem umas às outras. Para começar, a doença é pelo menos dupla: peste pulmonar por um lado, nova forma do mal que irrompe na história com a pandemia de 1348, na Europa; peste bubônica, por outro, mais antiga (bubões que se formam na virilha e gangrenam). São as marcas de Deus, os *God's tokens* ou, mais corretamente, *tokens*, em francês os *tacs*, parecidos com os botões de metal ou de couro que os comerciantes põem em circulação".

Várias teorias estranhas foram criadas para explicar esta epidemia. Alguns a justificavam pela conjunção dos planetas Saturno, Júpiter e Marte no dia 24 de março de 1345, o que seria o prenúncio natural de que uma catástrofe viria a ocorrer. Outros diziam que os poços haviam sido envenenados pelos judeus e pelos leprosos, o que levou muita gente inocente a ser perseguida e até morta na fogueira, acusada de bruxaria.

Por ser uma doença bacteriana transmitida através da pulga dos ratos, requer que as condições higiênicas sejam precárias para o seu desenvolvimento. Os aglomerados humanos que eram as cidades da Idade Média, além da falta de higiene generalizada, favoreciam plenamente o surgimento dessas infecções.

O isolamento dos doentes foi uma das raras alternativas tentadas para o controle da doença. Se em uma casa houvesse uma pessoa acometida, imediatamente as autoridades eram notificadas. Depois de examinados, e constatada a infecção, os pacientes eram mantidos em suas casas e obrigados ao isolamento

---
[40] Op. cit.

todos os que tivessem tido contato com o doente. Por meio de mensageiros, os familiares passavam a receber o que necessitavam para sobreviver.

O período de isolamento dos doentes e dos seus contatos, que no início era de 14 dias, chegou a ser de 40 dias em Veneza e em outras cidades européias. O termo quarentena vem deste período de isolamento mais prolongado.

A morte negra do mar

Com as grandes navegações, iniciadas no final do século XV e início do século XVI, surgiu uma nova doença que levava os marinheiros à morte por hemorragia. Nas longas viagens, que levavam meses, o escorbuto era uma doença freqüente e aterrorizante. Ele já havia provocado devastações, anteriormente, em cidades sitiadas, quando se cortava o suprimento de provisões.

Na viagem em que descobriu o caminho marítimo para as Índias, em 1498, Vasco da Gama perdeu cinqüenta e cinco marinheiros devido à doença.

Por mais de cem anos o escorbuto levou muitos marinheiros à morte, tendo sido assim descrita por Camões [41]:

E foi, que de doença crua e feia
A mais que eu nunca vi, desempararam
Muitos a vida, e em terra estranha e alheia
Os ossos para sempre sepultaram.
Quem haverá que sem ver o creia?
Que tão disformemente ali lhe inchavam
As gengivas na boca que crescia
A carne e juntamente apodrecia

Apodrecia e um fétido e bruto
Cheiro que o ar vizinho infeccionava;
Não tinham ali médico astuto,
Cirurgião subtil menos se achava;
Mas qualquer neste ofício pouco instruto
Pela carne já podre assim cortava,
Como se fora morta, e bem convinha
Pois que morto ficava quem a tinha.

Em 1593, o Almirante Richard Hawkins, por meio de sua experiência pessoal, refere que dez mil marinheiros haviam morrido de escorbuto e que ele, em suas observações, escreveu que do que viu, de mais acertado para esta doença, eram as laranjas azedas e os limões[42].

---

[41] Luís de Camões, *Os Lusíadas*, Canto V.
[42] Calder, R. *O homem e a medicina*.

Posteriormente, já em 1601, foi feita uma interessante experiência com uma esquadra inglesa comandada por James Lancaster. Cinco navios partiram da Inglaterra com destino à Índia.

Nessa viagem foram administrados, todos os dias, três colheres de chá de limão aos homens que serviam no maior dos navios. Quando a esquadra atingiu o cabo da Boa Esperança, havia já um grande número de marinheiros com escorbuto nos outros quatro navios menores e que não haviam recebido suco de limão. No navio maior não houve casos da doença. Apesar dos resultados bastante evidentes, essa experiência não foi devidamente considerada na época.

Porém, a obra clássica sobre o escorbuto foi publicada em 1753 por James Lind, cirurgião naval britânico, onde demonstra que a doença poderia ser eliminada desde que se oferecesse suco de limão aos marinheiros. Lind, por meio de experiência pessoal, comprovou o poder curativo de vários produtos, como o agrião, tamarindo, laranjas e limões.

No entanto, apesar de todas essas evidências, somente em 1795, um ano após a morte de Lind, o almirantado inglês ordenou que durante as viagens transoceânicas todos os marinheiros recebessem uma provisão diária de suco de limão, o que lhes dava um aporte adequado de vitamina C, como se sabe atualmente.

Outras doenças medievais

Algumas doenças eram conhecidas na Idade Média com denominações que não mais existem. Outras eram conhecidas por mais de um nome ou expressão e representariam hoje não uma, mas sim um conjunto de doenças, tais como:
1. "Doença de São Valentim" ou "mal caduco" – equivaleria a epilepsia.
2. "Penitência de São Quirino" ou "Vingança de São João" – equivaleria a tumores, varizes e furúnculos.
3. "Fogo de Santo Antonio" – poderia ser hoje a erisipela, a gangrena e até mesmo a cólera.[43]
4. "Baile de São Vito" – doença surgida em 1374, quando muitas pessoas começaram a dançar como neuróticos possessos. Suspeita-se que possa ter sido um quadro de histeria coletiva. Há autores que também atribuem a essa doença causas neurológicas, como corea e Parkinson.

---
[43] Segundo Sournia, o que teria ocorrido foi uma intoxicação por um cogumelo parasita do centeio(ergotismo), que atingindo pequenas artérias dos membros provocaria dor e ardor consideráveis, seguidos de amputações espontâneas.

A arte empírica de curar

A medicina consiste em pôr medicamentos que não se conhecem em um corpo que se conhece menos ainda.
Voltaire

As novas idéias filosóficas (séculos XVI e XVII)

No famoso mito da caverna[44], Platão compara os homens a prisioneiros guardados sob ferros, onde podem somente olhar para uma única direção. Com uma fogueira às suas costas, considera suas sombras como parte do mundo real. Quando um dos prisioneiros escapa e saindo encontra a luz do sol, conhece a verdade e percebe que até então fora ludibriado pela própria imaginação e reflete com tristeza sobre sua longa vida em meio à escuridão. Reconhece ainda, que ao escapar da caverna e de suas trevas alcança a luz da verdade e da consciência. Passa então a ser um filósofo, pois é ele quem possui o conhecimento verdadeiro da realidade.

Após o longo período de trevas da Idade Média três filósofos foram particularmente importantes para incentivar o pensamento científico: Francis Bacon, René Descartes e John Locke. Entretanto, outros pensadores foram também essenciais para o desenvolvimento de uma filosofia da ciência moderna, como foi o caso de Hobbes, Hume, Pascal, Spinoza, Berkeley e Leibniz.

Bacon, advogado, membro do Parlamento, criador da frase "Saber é poder", teve no livro *A promoção do saber* a sua obra mais importante.

Todo o fundamento de sua filosofia era prático: por meio de descobertas e inovações científicas a humanidade poderia dominar as forças da natureza e, a partir daí, vir a ter uma vida melhor. Isso vinha em oposição aos gregos, para os quais a ciência era uma tarefa essencialmente especulativa e de menor importância.

Foi o primeiro filósofo a ressaltar o valor do método indutivo, através do qual pode-se partir da experiência particular para as generalizações e leis. Foi ainda pioneiro em dar ao procedimento científico uma sistematização lógica.

Recomendava a anotação de todos os fatos conhecidos, e que todas as novas observações e os resultados de novos experimentos fossem tabulados, para que a

---

[44] *República*, de Platão.

conexão entre os fenômenos e suas resultantes leis gerais pudesse se manifestar mais facilmente.

René Descartes, considerado o fundador da filosofia moderna, é o autor da frase "Penso, logo existo", primeiro princípio da sua filosofia. O conhecimento de nossos próprios pensamentos é o único fato absolutamente verdadeiro. Esse princípio enfraquece o que percebemos pelos sentidos quando comparado com o que captamos pelo raciocínio.

Teve como obras mais importantes o *Discurso sobre o método* e as *Meditações*. Sua filosofia se baseia na dúvida metódica, ou em um ceticismo metódico que poderia ser assim apresentado:
- Jamais aceitar como verdade senão aquilo que percebo como tal.
- Dividir cada uma das dificuldades em quantas partes quanto possíveis e quantas necessárias para resolvê-las.
- Conduzir por ordem meus pensamentos, a começar pelos objetos mais simples e mais fáceis de serem conhecidos, para galgar, pouco a pouco, até o conhecimento dos mais complexos.
- Fazer em toda parte enumerações tão completas e revisões tão gerais que tivesse a certeza de nada ter omitido.

Em seu livro *La Géometrie*, deu considerável contribuição à evolução da Matemática, sendo a ele atribuída a notação que utilizamos para as equações, como letras minúsculas do fim do alfabeto (x,y,z) para quantidades desconhecidas e letras minúsculas do início do alfabeto (a,b,c) para quantidades conhecidas, assim como expoentes sobre uma variável para indicar potências.

Com o *Discurso sobre o Método*, inaugura a epistemologia, dizendo que a razão ou o senso comum, orientado pelo método, seria suficiente para o acesso à verdade, não sendo mais privilégio de poucos eleitos.

Com a criação do método científico[45], e em decorrência, com a criação das ferramentas analíticas, a ciência e o conhecimento passam a ser democratizados e acessíveis a um maior número de pessoas.

Apesar de Descartes ter proposto que corpo e mente atuam de forma separada, como uma inferência da sua famosa frase "penso, logo existo", e que ainda como conseqüência disso haveria uma hierarquização entre a razão (ligada ao cérebro) e as emoções (ligadas à alma), estudos de neuroanatomia, neurofisiologia e neuropsicologia têm demonstrado que corpo e mente estão intimamente ligados, e que as emoções e a racionalidade estão igualmente relacionadas ao desenvolvimento da nossa estrutura de pensamento e de como conseguimos lidar com as questões que afetam o nosso cotidiano. Sem as emoções a razão não se desenvolve de maneira adequada, e também sem a razão as emoções podem atuar de forma contrária ao interesse social.

John Locke, um dos pioneiros do liberalismo filosófico, teve como uma de suas características marcantes a falta de dogmatismo. Segundo ele, a verdade é difícil de ser averiguada e um homem prudente sempre defenderá suas opiniões com uma certa margem de dúvida, o que é reflexo da influência que as idéias de Descartes

---

[45] Conjunto de concepções sobre o homem, a natureza e o próprio conhecimento que permitem o desenvolvimento de ferramentas que levam à contínua construção do conhecimento científico.

tiveram sobre ele. Sua obra fundamental, *An essay concerning human understanding*, publicada em 1690, trata de forma sistemática as questões da origem, essência e certeza do conhecimento humano.

O amor à verdade, segundo Locke, é uma coisa muito diferente do amor a uma doutrina particular proclamada como verdade. O entusiasmo, esquecido da razão, coloca as fantasias - ao invés da razão - no cérebro de um homem.

Locke é considerado o fundador do empirismo, doutrina segundo a qual todo o nosso conhecimento deriva da experiência, à exceção da lógica e da matemática.

Condenava o absolutismo de todas as formas, sendo considerado o pai da teoria política liberal dos séculos XVII e XVIII. Acreditava que, se os homens nasciam iguais, deviam ter direitos iguais, assim como os necessários à sua sobrevivência, a exemplo do direito ao trabalho e à propriedade.

Tanto Bacon como Descartes e Locke era contra a escolástica, doutrina fortemente influenciada pela Igreja, que manteve assim a filosofia refém da teologia durante toda a Idade Média, sendo seus principais pensadores São Tomás de Aquino e Santo Agostinho e que disse "a verdade está mais no que Deus revela do que nas conjecturas de homens que andam às escuras".

Os filósofos desse período contribuíram de forma significativa para construir o iluminismo, que deslocou o centro do interesse e das preocupações com o destino da alma, no outro mundo, em direção à melhoria das condições de vida no mundo em que vivemos.

A partir das idéias do iluminismo houve uma revisão do estado autoritário, nos países onde exerceu maior influência, como na Inglaterra, França e na colônia inglesa de onde surgiram os Estados Unidos da América.

<u>A Renascença</u>

O que caracteriza o período da história posterior à Idade Média é a decrescente autoridade da Igreja e a crescente autoridade da ciência.

Essa menor influência da Igreja teve a contribuição de Martinho Lutero (1483 a 1546) e de Calvino (1509 a 1564), que criaram uma nova religião, o protestantismo, logo disseminado por vários países europeus.

Outro fato marcante foi a criação do tipo móvel de impressão por Gutenberg, que imprimiu o primeiro livro, uma Bíblia, em 1453, em uma edição de 150 exemplares. A partir daí a difusão do conhecimento foi grandemente expandida, e mais pessoas puderam ter acesso às informações.

No início da Renascença italiana, a ciência ainda desempenha um papel limitado, desde que a oposição à Igreja estava voltada para os valores da cultura greco-romana clássica. Somente a partir de Copérnico, com a publicação de seu livro *Sobre as revoluções das esferas celestes*, em 1543, a ciência começa realmente a produzir mudanças profundas na sociedade européia.

Nascido em Pisa, em 1564, filho de um nobre culto, mas empobrecido chamado Vincenzio Galilei, que queria torná-lo mercador, Galileu Galilei começou a estudar medicina aos 17 anos, curso que não concluiu. Seu maior interesse eram as investigações e estudos matemáticos.

Em 1589 foi convidado para lecionar a disciplina na Universidade de Pisa e, três anos depois, na Universidade de Pádua, onde ensinou por 18 anos.

Teve o mérito de introduzir o racionalismo matemático como base do pensamento científico, além de ter feito várias pesquisas no campo da Mecânica e que depois viriam a ser usadas por Newton.

Aperfeiçoou o telescópio[46] e por meio dele desenvolveu vários estudos astronômicos. Em 1609 já havia conseguido desenvolver um aparelho com aumento de 30 vezes, o que permitiu grandes avanços na ciência.

Descreveu a irregularidade da superfície lunar, descobriu mais de 500 estrelas nunca vistas antes, observou que a Via Láctea era formada por grande número de estrelas, descobriu os quatro satélites de Júpiter e também as manchas solares.

Publicou vários livros, entre eles um de apoio à teoria heliocêntrica de Copérnico.

Suas obras se tornaram mais perigosas porque as publicava em italiano[47], ao invés do latim, como era habitual à época.

Contrariou a teoria geocêntrica que, segundo ele, era baseada apenas nas alegorias existentes nas Escrituras. Com isto, foi perseguido pela Santa Inquisição, tendo no final da vida de se retratar para escapar da fogueira.

Na sentença, publicada em 1633, foi declarado suspeito de heresia, obrigado a abjurar a doutrina de Copérnico e condenado à prisão domiciliar até morrer, em 1642.

Galileu foi importante ainda pelo livro *Il Saggiatore* (O Ensaiador), publicado em 1623, onde escreve como verdadeiro filósofo da ciência. Nele diz que para a filosofia se tornar ciência deve se livrar do domínio da autoridade, ou seja, faz a defesa da liberdade de pensamento e ainda que a filosofia verdadeira deva se basear fundamentalmente na observação, raciocínio e na matemática.

Ao longo do tempo, a espécie humana foi se deslocando do centro para a periferia do universo. Hoje, quando sabemos que fazemos parte de apenas uma galáxia - com trezentos bilhões de estrelas no seu interior –, em meio a bilhões de outras existentes no universo, é que nos damos conta da real importância dos seres humanos, o que contraria de forma significativa a concepção inicial, quando predominavam as idéias de Ptolomeu.

Nas artes, são expoentes da Renascença os italianos Michelangelo (1475 a 1564), Leonardo da Vinci (1452 a 1519) e Raphaello (1483 a 1521), os quais chegaram a dissecar dezenas de cadáveres para melhor conhecer a anatomia humana e assim aperfeiçoar a sua técnica, criando obras de extraordinária beleza. Além deles, foram também muito importantes os venezianos Ticiano, Tintoretto e Veronese.

Giorgio Vasari (1511 a 1574), notável crítico e historiador da arte, além de arquiteto e pintor, publicou em 1550 o livro *As vidas dos melhores pintores, escultores e arquitetos*, onde cita o florentino Antonio Pollaiuolo (1432 a 1498) como

---

[46] O inventor do telescópio foi o holandês Hans Lippershey, em 1608.

[47] Como em *Dialogo sopra i due massimi sistemi dei mondo – tolemaico e copernicano*, onde justifica seu apoio à teoria de Copérnico.

um dos primeiros artistas a fazer dissecações do corpo humano. Seu trabalho mais importante foi a pintura "O Martírio de S. Sebastião", onde são demonstrados claramente os resultados dessa pesquisa anatômica.

Nas artes, a Renascença recebeu o nome de naturalismo.

Leonardo da Vinci deixou considerável acervo de obras com estudos anatômicos. É, ainda hoje, tido como um dos maiores anatomistas de todos os tempos. No livro escrito sobre Leonardo, White[48] apresenta vários desenhos do artista, como estudos dos músculos das mãos e do rosto, do braço e do ombro, do cérebro, do olho, etc.

Filho ilegítimo de um tabelião chamado Ser Piero, com uma camponesa de nome Caterina, Leonardo nasceu em uma pequena cidade da Toscana chamada Vinci, e desde cedo apresentou uma notável abundância de talentos, o que o levou a tratar com certa leviandade seu potencial artístico.

Raras vezes concluía uma pintura, além de ser dado a experiências técnicas arrojadas. Dizia que o primeiro objetivo de um pintor era fazer uma superfície plana parecer um corpo em relevo que se projeta dessa mesma superfície.

É o autor do quadro que é considerado o mais famoso e valioso de todos os tempos, a Mona Lisa ou La Gioconda, como é mais conhecida na Itália. A obra, atualmente exposta no museu do Louvre, em Paris, procura retratar a terceira esposa do rico comerciante toscano Francesco del Giocondo, chamada Lisa di Gherardini e que na época teria cerca de 25 anos. Leonardo levou três anos para concluí-la (1503 a 1506).

Outros quadros famosos de Leonardo são Baco (1513), São João Batista (1508 a 1513), A Virgem e o Menino com Sant'Ana (1508 a 1510), a Dama com um Arminho (1488 a 1490), a Ginevra de Benci (1475) e La Belle Ferronière (1495 a 1499).

Em todos se pode encontrar a técnica apurada de Leonardo, como o movimento interno conhecido como *contrapposto* (modelo sentado numa posição enquanto o rosto olha para uma direção diferente) , o jogo de sombras, a aparência algo encoberta, como se envolvida em névoa e uma certa sugestão de androginia.

A Renascença representa uma época de renovação no domínio das artes e das ciências, sendo que o espírito de liberdade e crítica passa a se opor ao princípio da autoridade que era a regra até então.

Andreas Vesalius (O reformador da anatomia)

Filho de uma família de médicos, Vesalius, cujo nome era Andreas Wytinck van Wesel, nasceu em 1514, em Bruxelas. Estudou medicina em Paris, e depois se estabeleceu em Pádua, onde ao final de 1537 foi nomeado professor. As obras dos naturalistas italianos tiveram enorme influência no desenvolvimento do seu trabalho.

No ano de 1543, então com 28 anos de idade, publicou o monumental tratado de anatomia *De Humanis corporis fabrica* (sobre a construção do corpo humano), constituído de sete volumes e setecentas páginas, com ilustrações coloridas à mão. Foi o primeiro texto compreensivo sobre o tema e que rompe com a tradição, demonstrando que Galeno estava errado em vários aspectos, como quanto à

---

[48] Em *Leonardo, o primeiro cientista*.

estrutura do coração, o trajeto das veias, o osso esterno, o fígado, o ducto biliar, o útero e outros aspectos da anatomia. Os estudos do médico grego foram feitos em animais, enquanto Vesalius tinha escrito seu livro sobre conhecimentos adquiridos através da dissecação de cadáveres humanos.

Vesalius foi um homem extremamente culto, tendo traduzido várias obras dos clássicos gregos, árabes e hebraicos.

Como contradizer Galeno era uma heresia, foi muito criticado pelos seus contemporâneos. Apesar de ser professor das cadeiras de medicina e anatomia em Pádua, acabou por se aborrecer com tantas e tão infundadas críticas que resolveu abandonar a cátedra e aceitou o convite para servir como médico do imperador Carlos V e depois de Filipe II, da Espanha.

Anos mais tarde teve reconhecido o seu mérito e, a partir de então, passou a ser considerado como realmente merecia, ou seja, como um dos médicos mais notáveis da história.

Em seu trabalho, demonstrou ainda ter sido um erro separar a cirurgia da medicina.

Consta que teria sido condenado à morte pela Inquisição, por ter dissecado um nobre enquanto ainda vivo. Vesalius teria se equivocado, e só tarde demais percebera que o coração ainda batia. Por interferência de Felipe II, sua sentença teria sido substituída por uma peregrinação à Jerusalém.

Após a ida a Terra Santa, em 1564, o navio em que viajava afundou na ilha de Zante, Grécia, onde acabou morrendo de fome e sede, após caminhar por três dias por um terreno deserto.

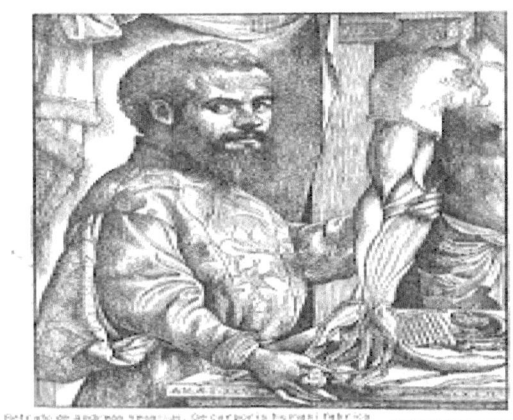

Vesalius

Os anfiteatros anatômicos

A curiosidade pública em relação às dissecações cresceu extraordinariamente no século XVI. O público era convidado como se fosse assistir a uma peça teatral, e eram feitos convites solenes para as pessoas influentes.

Em algumas cidades foram construídos anfiteatros anatômicos, como em Pádua, em 1545, e em Leipzig, em 1580.

Girolamo Fracastoro (Criador da teoria do contágio)

A palavra sífilis foi criada por Fracastoro, em um célebre poema intitulado *Syphilis Sive Gallicus Morbus,* ou Sífilis, o mal francês. Esta obra procurava atribuir o surgimento da doença aos franceses, enquanto esses a atribuíam aos italianos.

Publicado em 1530, este longo poema descrevia a história de um pastor de ovelhas, chamado Syphilis, que por render honras divinas a seu rei, ofende Júpiter. A divindade manda à terra Apolo, que pune o pastor inflingindo-lhe o castigo de uma nova doença, para a qual não existe cura conhecida.

Fracastoro foi professor da Universidade de Pádua, viveu de 1483 a 1553, e alguns dizem que seu interesse pela sífilis era conseqüência de também ser portador da doença.

A sífilis foi detectada pela primeira vez em Barcelona, cidade para onde retornaram os marinheiros de Colombo, após a descoberta da América. Hoje se sabe que a doença é oriunda do Novo Mundo.

A Europa possuía condições muito propícias para o desenvolvimento dessa nova pandemia. Somente em Veneza, com uma população de 300 mil pessoas, havia 12 mil prostitutas.

Em 1546 Fracastoro publica sua obra mais importante, *De contagione et contagiosis morbis*, onde formula teorias que, de forma surpreendente, se aproximam bastante da moderna teoria dos germes causadores de infecções. Isso, em uma época em que ainda não havia conhecimento dos micróbios, pode ser considerado como bastante significativo.

Fracastoro distinguia três tipos de contágio: um direto de pessoa a pessoa; um segundo, através de objetos ou roupas contaminadas pelo doente; e um terceiro, que seria transmitido pelo ar. Ele dizia que os veículos dessas doenças teriam o poder de rapidamente a reproduzirem. Suas teorias só vieram a ser confirmadas séculos depois, com Pasteur e Koch.

Paracelso (Gênio ou charlatão?)

"A medicina não é apenas uma ciência, mas também uma arte. Ela não consiste em compor pílulas, emplastros e drogas de todas as espécies, trata, ao contrário, dos processos da vida, que devem ser compreendidos antes de serem orientados. Uma vontade poderosa pode curar, em um caso em que a hesitação, ou a dúvida, pode desembocar em fracasso. O caráter do médico pode atuar mais poderosamente sobre o enfermo do que todas as drogas empregadas", disse

Phillippus Teophrastus von Hohenheim, mais conhecido por Paracelso, nome como quis ser chamado por sua oposição a Celso e a outros médicos da Antiguidade.

Nascido na Suíça, em 1493, Paracelso foi um dos estudiosos mais controvertidos de toda a história. Seu interesse variava desde as ciências ocultas, magia, astrologia e alquimia, até a ciência natural.

Viajou por diversos lugares, tendo estudado em Viena, Colônia, Paris e Montpellier. Viveu ainda na península ibérica, Pomerania, Polônia, Lituânia e Rússia.

Sobre sua vida e obra foi escrita mais de uma dezena de livros, em diversos idiomas.

Devido às curas feitas em personalidades importantes da época, como Erasmo de Rotterdam, foi convidado a lecionar na universidade da Basiléia, a mais antiga da Suíça.

Lá, escandalizou a todos fazendo a sua primeira conferência em alemão, ao invés do latim tradicional, além de ter criticado de forma violenta os trabalhos de Galeno e Avicena, chegando ainda a queimar algumas de suas obras em público.

Suas opiniões, que atacavam profundamente as bases da medicina antiga, além da violência e impetuosidade de sua personalidade, produziram tantos inimigos que sua permanência na universidade se tornou impossível.

Após dois anos, Paracelso teve de abandonar Basiléia e retornar à sua vida de médico errante.

Com ele, os remédios feitos com substâncias químicas foram introduzidos na medicina e a farmacologia começou a fazer uso de diversos novos produtos.

Dizia que todas as medicinas se apoiavam em quatro pilares básicos: filosofia, astrologia, alquimia e virtude.

Uma importante contribuição de Paracelso, que não teve a repercussão adequada na época, foi sua percepção do poder do éter como anestésico. Verificou que, ao acrescentar a substância à ração de aves domésticas, no intuito de tornar a ração mais doce, elas caíam em sono profundo e mais tarde acordavam sem apresentar nenhum dano. Somente no século XIX o éter passou a ser empregado como anestésico em cirurgias.

Paracelso acreditava que a matéria era feita de enxofre, mercúrio e sal, mas isso em sentido simbólico. Ele acreditava no sal como um elemento indestrutível pelo fogo; no mercúrio, um fluido que era vaporizado, mas não destruído pelo fogo; e no enxofre, tanto modificado como destruído pelo fogo. Estes princípios estavam contidos no "grande mistério", a partir do qual os quatro elementos principais da vida surgiram: água, fogo, terra e ar.

Seu interesse em ocultismo pode ser avaliado pelo texto seguinte: "Se minha vontade se encher de ódio contra alguém, precisará expressar este sentimento de alguma maneira. E isto será feito justamente através do corpo. Sem dúvida, se minha vontade for demasiadamente violenta ou ardente, pode acontecer que meu desejo chegue a perfurar e ferir o espírito da pessoa odiada. E também posso encerrá-lo à força numa imagem que eu consiga fazer dela, deformando-a e distorcendo-a a meu gosto, atingindo assim também a intenção de atormentar meu inimigo".

No entanto, ele alertava: "Por outro lado, todo aquele que permanece impregnado de ódio, nunca querendo o bem, pode atrair para si todo o mal desejado aos outros. Porque existindo o feitiço maléfico somente com a permissão do espírito, pode acontecer que as imagens do malefício se transformem em doenças, tais como as febres, epilepsias, apoplexias e outras. Por isto, é bom não zombar destas coisas."

Dizia ainda que "o progresso só pode se apoiar na experimentação, e nas conclusões que desta se puderem deduzir".

Paracelso morreu em 1541, provavelmente de câncer, em Salzburgo.

Após a sua morte continuou tendo vários seguidores, especialmente na Inglaterra e na Alemanha, sendo que a maioria dessas pessoas pertencia à seita dos rosacruzes, que até hoje existe.

Jean Fernel (Continuador da obra de Vesalius)

Considerado um dos grandes anatomistas do século XVI, viveu de 1497 a 1558. Foi médico do rei Henrique II, e tinha paixão pela Astronomia. Foi professor de medicina em Paris, e contribuiu para a correção de alguns conceitos de Galeno.

Escreveu *A Medicina Universal*, dividido em fisiologia, patologia e terapêutica. Foi o primeiro que descreveu o quadro da apendicite e que sugeriu a origem sifilítica dos aneurismas da artéria aorta. Também foi pioneiro em acreditar que a gonorréia e a sífilis eram doenças distintas.

Opunha-se à astrologia, ao contrário da maioria dos médicos de sua época.

De natureza melancólica, Fernel morreu pouco tempo após o falecimento de sua esposa.

Ambroise Paré (O patrono da medicina militar)

Paré (1510 a 1590), como médico militar, acompanhou uma grande força expedicionária que o rei Francisco I, da França, havia enviado até à Itália, no intuito de conquistar Turim.

Houve então várias batalhas, com muitos feridos de todos os tipos de armas, mas, principalmente, por armas de fogo. Naquela época se acreditava que as feridas causadas por essas armas eram venenosas, devido à pólvora, e que o melhor tratamento para isto era a cauterização com óleo fervente.

Esta prática provocava dores e grandes sofrimentos aos soldados. Paré a usou até que, certa noite, o óleo acabou e ele foi obrigado a substituir por uma mistura de água de rosas, gema de ovo e terebintina.

Ficou surpreso quando, ao despertar, verificou que os pacientes tratados com a mistura estavam passando muito bem, quase sem dor, enquanto os tratados com óleo fervente, além de apresentarem sinais de inflamação nas suas feridas, se queixavam de fortes dores. A partir daí Paré decidiu não mais tratar seus pacientes da forma cruel como era habitual até então.

Paré, filho de um cirurgião-barbeiro, começou sua prática com o pai. Essa categoria profissional, inferior à dos cirurgiões formados em universidades, tinha como funções o tratamento de feridas, a cauterização, a punção de abscessos, além de fazer a barba de seus clientes. Também faziam sangrias.

Apesar de desconhecer os idiomas da ciência formal da época, ou o grego e o latim, Paré veio a se tornar o maior cirurgião da França, tendo sido médico de quatro reis de seu país (Henrique II, Francisco II, Carlos IX e Henrique III). Foi o introdutor da técnica de ligadura das artérias para o controle das hemorragias, abandonando também, neste caso, o uso do calor para estancar as hemorragias. Também reintroduziu a correção cirúrgica para lábio leporino, que estava esquecida desde os árabes. Aboliu a castração para o tratamento rotineiro das hérnias masculinas.

Em 1561 publicou a obra *Cirurgia Universal*, onde apresentava novas técnicas cirúrgicas e instrumentos que havia desenvolvido ao longo de sua prática profissional.

Um dia, após ter curado um oficial gravemente ferido em uma batalha, Paré, com humildade, disse: "Eu o tratei e Deus o curou".

Johann Weyer (Fundador da Psiquiatria Moderna)

Em 1231 o papa Gregório IX determinou à ordem dominicana o encargo de perseguir e eliminar os hereges por meio da Inquisição. Foram instaladas seções permanentes em todos os países católicos, sendo a tortura seu principal meio de investigação.

Durante o século XVI, com a crescente independência das instituições de nível superior do controle pelas autoridades, a astrologia até então apoiada fortemente pelos médicos passa a não ser mais tão considerada.

No entanto, em outros segmentos da sociedade, a crença em feiticeiras e no seu poder, chega ao seu mais elevado grau.

Dessa forma, e ainda vendo-se mais ameaçada pelo surgimento do protestantismo, a Igreja publica, em 1485, um livro denominado *Malleus Maleficarum* (Martelo das Bruxas), feito por dois inquisidores dominicanos, reconhecendo as feiticeiras como suas inimigas, e detalhando as etapas por que as pessoas suspeitas deveriam passar: prisão, interrogatório, tortura e execução.

O alvo principal do livro eram as mulheres, definidas como seres inferiores e impuros por natureza, consideradas pelos autores verdadeiros instrumentos do demônio.

Pelo fato de acreditarem que as bruxas eram cúmplices do diabo, os inquisidores as condenavam à morte na fogueira.

Em 1563, o médico alemão Johann Weyer publicou um livro, *De Praestigiis Daemonius* (Sobre Bruxarias), onde sustenta que essas pessoas tão perseguidas eram, na verdade, pobres cidadãs ignorantes, que haviam perdido o controle emocional, e suas mentes haviam se deteriorado. Isto, em uma época de tantas e tão freqüentes perturbações e calamidades, era um fenômeno compreensível de ocorrer.

Weyer acreditava que as confissões obtidas por meio de tortura constituíam um terrível engano. Negava a possibilidade da transformação de homens em animais e a de que as bruxas pudessem voar em cabos de vassoura, como era a crença da época.

Dizia ainda que pesadelos e possessões eram devidos a angústias, apreensões ou sugestão. Poções mágicas, feitiçaria e crenças poderiam levar algumas pessoas à insanidade, mas nunca a conseguirem realizar as finalidades mágicas desejadas. As artes diabólicas e seus fantasmas não deveriam amedrontar ninguém.

Seu livro fez grande sucesso, apesar do grande risco que correu ao divulgar essas opiniões, e certamente contribuiu para melhorar a mentalidade de muitas pessoas que viveram no seu tempo.

Infelizmente, no entanto, a caça às bruxas continuou ainda sendo bastante utilizada, com seu apogeu ocorrendo durante os anos 1600, décadas depois da publicação do livro de Weyer.

Fabrizio de Acquapendente (Descobridor das válvulas das veias)

Discípulo de Gabriel Fallopio - descobridor das trompas do aparelho genital feminino -, Fabrizio (1537 a 1619) sucedeu ao seu mestre como professor de cirurgia da universidade de Pádua, aos 28 anos de idade. Tinha uma grande paixão pela anatomia, tendo compreendido que somente por meio do domínio desta matéria o cirurgião poderia operar com sucesso. Em 1603 publicou sua obra mais importante, *De Venarum Ostiolis*, onde descreveu, pela primeira vez, as válvulas das veias. Este achado demonstrou que o sangue só circula em um sentido, ou no sentido do coração. Essa descoberta foi fundamental para que um de seus alunos, o inglês William Harvey, viesse após alguns anos a descrever a circulação do sangue.

Fabrizio morreu em 1619, envenenado por adversários invejosos do seu grande sucesso profissional, já que ao longo de sua vida recebeu provas de reconhecimento pelo muito que fez pelo desenvolvimento da ciência.

As transformações européias

Com o descobrimento da América por Colombo, e das novas rotas comerciais do Atlântico e do Índico, houve uma substancial diminuição da importância econômica dos portos da Itália.

O poder das cidades de Veneza e Genova começou a declinar, ao mesmo tempo em que o território italiano sofreu seguidas devastações pela invasão de soldados da França, Alemanha e Espanha, além da rivalidade entre as cidades italianas ter sido relevante para aumentar o seu desgaste. Em conseqüência, o conhecimento médico foi interrompido em seu processo de rápido crescimento naquela região da Europa.

Na Alemanha, além de sangrentas disputas religiosas, a guerra dos 30 anos contribuiu para interromper um processo de desenvolvimento que parecia ser extremamente favorável ao povo alemão.

Nesse mesmo período, a Inglaterra e a Holanda alcançaram o apogeu de seu poder marítimo, tendo como conseqüência reflexos na sua atividade comercial, o que lhes trouxe grande riqueza material.

Na Inglaterra isso se refletiu no florescimento das artes, como no teatro de Shakespeare, assim como das ciências, em Newton, e na medicina, em Harvey. Na Holanda houve o surgimento de pintores como Rembrandt e de cientistas como Leewenhoek.

Johannes Kepler (Uma Nova Astronomia)

Kepler nasceu em 1571, em Weil, uma pequena cidade do sudoeste da Alemanha. Vindo de família pobre, teve a sorte de aos 15 anos receber uma bolsa do duque de Wuerttemberg que lhe permitiu formar-se em Astronomia na Universidade de Tubingen, cujo orientador, Michael Maestlin, era favorável ao sistema de Copérnico.

Em 1558 tornou-se bacharel e, três anos mais tarde, recebeu o grau de mestre em Filosofia.

Em 1594 passou a lecionar Astronomia e Matemática em Gratz, na Áustria. Dois anos depois, com 25 anos de idade, publica o livro *Mysterium Cosmographicum*, onde foi o primeiro a reconhecer que forças entre os corpos eram causadas não por suas posições relativas, mas por suas interações mecânicas.

Tycho Brahe, outro astrônomo notável da época, após ler seu livro, convidou-o para trabalhar com ele no observatório de Benatek, próximo a Praga.

Dezoito meses após chegar a Benatek, Tycho Brahe faleceu e Kepler foi indicado seu sucessor.

Após ler atentamente os movimentos do planeta Marte, deixados para ele por Tycho Brahe, percebe que os planetas nem sempre se movem na mesma velocidade, movendo-se com mais rapidez quando estão mais próximos do Sol e mais lentamente quando estão afastados dele.

Em 1609, apresenta suas duas principais leis planetárias em *Nova Astronomia* e a terceira lei, dez anos depois, no livro *Harmonice Mundi*:

1. Os planetas giram em torno do sol, não em círculo, mas em órbitas elípticas, sendo um dos focos da elipse ocupado pelo sol.
2. O planeta não se move, em sua órbita, em velocidade uniforme, mas de tal modo que uma linha traçada do planeta ao sol cobre sempre áreas iguais em tempos iguais.
3. Os quadrados dos períodos de revolução de dois planetas quaisquer estão entre si como os cubos das suas distâncias médias ao sol.

Em 1621 publica o livro *Epítome Astronomie Copernicanae* em que apresenta os resultados principais de seus estudos e onde afirma que uma teoria astronômica deveria basear-se em princípios físicos para explicar o movimento dos planetas.

Segundo Koestler[49], a descoberta das leis de Kepler representam um marco na história da ciência. Kepler percebeu que cada planeta estava sujeito a duas influências em conflito: a força do sol e uma outra força situada no próprio planeta. Eram essas duas forças que ora o impeliam a se aproximar do sol, ora a se afastar dele. Hoje sabemos que essas duas forças são a gravidade e a inércia, e apesar de Kepler jamais ter formulado esses conceitos, preparou o caminho para o desenvolvimento da física.

---

[49] Koestler, A . em *O Homem e o Universo*.

Kepler morreu em 19 de novembro de 1630, em decorrência de uma febre onde o tratamento empregado – sangrias repetidas – só fez agravar o quadro infeccioso, culminando em sua morte precoce.

Antes de morrer compôs o seguinte epitáfio para ser colocado em sua sepultura:

Os céus medi, e agora meço as sombras,
Minh'alma ao céu esteve presa sempre,
E agora preso à terra jaz meu corpo.

A mecânica newtoniana

Isaac Newton nasceu em Woolsthorpe, Inglaterra, em 25 de dezembro de 1642, filho de um pequeno fazendeiro que faleceu alguns meses antes do nascimento do filho.

Em 1646 sua mãe, Hannah, casou novamente e Newton foi então morar com a avó materna.

Em 1653, quando sua mãe tornou-se viúva pela segunda vez, Newton foi frequentar a escola de Grantham, onde aprendeu latim, o que veio a lhe ser útil em sua carreira de cientista.

Após concluir o curso secundário, em 1661, foi para o Trinity College, em Cambridge.

Em 1665 obteve o grau de bacharel em Humanidades, tendo sido autodidata em matemática por essa disciplina não constar do currículo de sua faculdade.

Ao mesmo tempo em que se interessava por ciência, Newton também cultivava um lado místico, dedicando muito do seu tempo a estudos sobre alquimia e teologia.

Seus estudos sobre mecânica iniciaram-se no mesmo ano de conclusão de seu curso, ou seja, em 1665.

Cedo percebe que para descrever fenômenos mecânicos de forma matemática os conhecimentos da época, como álgebra e geometria, já não bastavam. Seria preciso considerar unidades muito pequenas de tempo e movimento, ou seja, uma quantidade infinitesimal, ou seja, o cálculo infinitesimal. Somente a partir da introdução dessa nova ferramenta matemática seria possível a Newton chegar às suas grandes descobertas.

Sua principal obra, *Philosophiae Naturalis Principia Mathematica*, onde são apresentadas suas principais descobertas e princípios, foi publicada pela primeira vez em 1687. Nela apresenta os fundamentos dos princípios básicos do movimento e de sua aplicação aos planetas, cometas, lua e sobre seus efeitos sobre as marés.

Leis de Newton:

1ª. Todo corpo continua em seu estado de repouso, ou de movimento uniforme em uma linha reta, a menos que seja compelido a mudar esse estado por forças aplicadas sobre ele.

2ª. A mudança do movimento é proporcional à força motriz impressa, e ocorre na direção da linha reta em que a força é impressa.

3ª.Para cada ação existe sempre uma reação igual e contrária, ou seja, as ações recíprocas de dois corpos, um sobre o outro, são sempre iguais e dirigidas para partes contrárias.

Entre outras aplicações, Newton deduziu que o movimento de um planeta é o resultado da competição entre a tendência do planeta em se mover em uma linha reta com velocidade constante – caso nenhuma força atue sobre ele – e o movimento correspondente a força gravitacional dirigida para o sol.

Suas descobertas foram fundamentais para o desenvolvimento da ciência em geral e da Física em particular.

Desde 1703, Newton presidiu a mais importante sociedade científica de sua época, a Royal Society.

Foi sagrado cavaleiro em 1703 e faleceu em 20 de março de 1727, sendo enterrado na abadia de Westminster.

William Harvey (A descoberta da circulação do sangue)

Com Harvey a medicina inicia uma nova fase. Ao invés da ênfase nos estudos anatômicos, a prioridade passa a ser a fisiologia. Nascido na Inglaterra, em Folkestone, a dois de abril de 1578, era o mais velho de oito irmãos. Foi o único a seguir a carreira médica. Estudou em Pádua, onde se formou em 1602.

Discípulo de Fabrizio, publicou, em 1628, sua grande obra: *Uma dissertação anatômica sobre o movimento do coração e do sangue em animais*. Nela, decifra o fenômeno da circulação do sangue.

Sugere que o coração é como uma bomba pulsátil, que trabalha como um músculo qualquer, contraindo e relaxando. Que a contração do ventrículo esquerdo provoca a expansão da artéria aorta, que leva o sangue para os órgãos. Que o sangue retorna ao coração através das veias. Daí vai até a aurícula direita, desta para o ventrículo direito, que depois se contrai e leva o sangue até os pulmões pela artéria pulmonar. Em seguida, oxigenado, o sangue segue pelas veias pulmonares até a aurícula esquerda. Daí para o ventrículo esquerdo, e assim por diante de forma contínua, sem cessar.

Outro grande mérito de Harvey foi desenvolver experiências simples para confirmar as suas hipóteses. Dizia ele que o sangue transportado pela aorta só poderia vir das veias. Se uma artéria de um animal for cortada, ele vai sangrar até morrer. O sangramento vai se tornando cada vez mais lento até o seu esgotamento, e o animal morre. "A razão da morte deve ser porque o sangue perdido não atinge as veias, e assim não pode retornar às artérias", concluiu o cientista.

Para explicar a conexão entre as artérias e as veias, imaginou a existência de pequenos vasos comunicantes entre eles. Como em seus trabalhos nunca usou o microscópio - que só veio a ser desenvolvido ao final do século XVII -, não pôde confirmar a presença dos capilares sangüíneos, o que só se realizou com os estudos de Marcello Malpighi, em 1661.

Retornou à Inglaterra e teve ainda em vida o reconhecimento pelo seu trabalho, tendo sido médico de dois reis ingleses.

Com Harvey surge a idéia de que cada órgão tem uma função a ser descoberta quanto à sua forma de atuar e quanto às suas relações com os outros órgãos e o corpo como um todo. Morreu em 1657, em Londres, aos 79 anos de idade.

Duas conclusões lógicas e fundamentais foram obtidas com a descoberta de Harvey:
- A possibilidade de se injetar medicamentos por via venosa.
- A possibilidade de repor sangue, por meio de transfusão venosa.

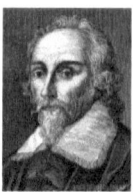
Harvey

As primeiras sociedades e revistas científicas

Em Londres, em 1662, alguns súditos ingleses mais esclarecidos decidiram organizar a primeira sociedade científica[50], que por ser patrocinada pelo rei Charles II, foi denominada *Royal Society for Improving Natural Knowledge*, tendo seus fundadores sido influenciados pelos trabalhos de Francis Bacon. Em um de seus livros, o filósofo relatava como deveria operar uma instituição de pesquisa[51].

A Royal Society lançou, em março de 1665, a primeira edição de sua revista, denominada *Philosophical Transactions*, que, na verdade, sucedeu ao *Journal des Savants*, publicado em Paris, em janeiro de 1665. No entanto, enquanto a *Philosophical Transactions* se interessava por estudos científicos, o periódico francês concentrava-se em temas ligados à área de humanidades.

Thomas Willis(O início da neurociência)

Thomas Willis nasceu em 1621 na fazenda de seus pais, na Inglaterra, e formou-se em medicina na Universidade de Oxford em 1646, tendo seguido brilhante carreira universitária nessa mesma universidade, além de ter tido grande sucesso em sua clínica privada.

Um fato que marcou a sua vida e que foi determinante para mudar os rumos de sua carreira ocorreu em 14 de dezembro de 1650.

---

[50] Segundo Brody, a primeira sociedade científica surgiu na Itália, em 1657, com o nome de Academia de Experimentação.

[51] Segundo Durant, em *Nova Atlântida*, Bacon pautou os objetivos dessa sociedade científica.

Nesse dia uma inglesa de 22 anos, chamada Anne Green, seria enforcada ao amanhecer. Ela foi acusada de matar o próprio filho recém-nascido, fruto de um relacionamento que teve com o neto adolescente de seu patrão e que a havia rejeitado logo que soube que estava grávida.

Na verdade, Anne teve um aborto de um feto de 20 semanas. Os lençóis com os restos do feto foram descobertos e Anne logo em seguida foi julgada e condenada à morte por enforcamento.

Willis junto com seu amigo William Petty resolveu fazer a dissecção do corpo da jovem, já que Petty ocupava a cadeira de anatomia em Oxford e a casa onde Anne trabalhava ficava a poucos quilômetros da universidade.

A execução da sentença ocorreu três semanas depois do julgamento e 30 minutos após o enforcamento seu corpo inerte foi colocado em um caixão e levado ao local onde seria feita a dissecção.

Além de Willis e Petty, havia ainda outros membros participantes ilustres, como Robert Boyle, Christopher Wren e Richard Lower.

Ao abrirem o caixão, às nove da manhã, verificaram que o laço da corda ainda estava preso ao pescoço de Anne e observaram que o peito da jovem ainda se movia como se estivesse respirando.

Rapidamente, Willis e Petty perceberam que Anne ainda vivia e tentaram reanimá-la, primeiro mantendo-a erguida e depois abrindo sua boca e derramando líquido em sua garganta, enquanto seu rosto parecia inchado e vermelho. Aplicaram torniquetes ao redor de seus membros e massagearam dedos, mãos e pés.

Ao roçar seu pescoço com uma pluma ela abriu os olhos por um momento, mas somente por volta das seis da tarde é que Anne pode pronunciar algumas palavras e no dia seguinte já conseguiu responder às perguntas que lhe faziam.

Cinco dias após o enforcamento, Green já estava bem. Dias depois, com o depoimento dos que participaram da sua reanimação, ela foi perdoada pelo tribunal e voltou para a casa de sua família.

A divulgação da "ressureição" de Anne transformou Willis em um médico famoso e de muito sucesso a partir de então.

Ao longo da vida publicou diversos livros, sendo que o principal deles, *Cerebri Anatome*, publicado em 1664, é considerado o trabalho pioneiro da neurociência e da neuroanatomia.

Nele descreve de forma minuciosa e bem elaborada a anatomia do cérebro e dos nervos, além de ter cunhado pela primeira vez o termo neurologia.

Três anos mais tarde publica outro importante livro, *Pathologiae cerebri et nervosi generis specimen*, sobre a patologia e a neurofisiologia cerebral.

Foi o primeiro cientista a enumerar os nervos craneanos na ordem em que são agora usualmente enumerados pelos anatomistas e de associar funções específicas do sistema nervoso a determinadas áreas do tecido cerebral.

Descobriu ainda o fluxo sanguíneo através das artérias cerebrais, especialmente o círculo de artérias da base do crânio, que formando um círculo arterial de anastomose entre as artérias carótida interna - que se divide em artéria cerebral anterior e artéria cerebral média – e a artéria basilar, forma um anel vascular na base do cérebro, atualmente denominado de polígono de Willis em homenagem ao seu descobridor.

O círculo arterial do cérebro é importante do ponto de vista clínico por ser responsável pela distribuição adaptativa da circulação cerebral, suprindo os hemisférios cerebrais por meio dos ramos das artérias carótidas internas e da artéria basilar.

Um dos motivos que o levou a desenvolver melhor seus estudos foi o fato de que além de tratar de seus pacientes, também os acompanhava durante longos períodos de tempo e que, quando morriam, tinham os seus cérebros dissecados por ele.

Willis veio a falecer de pleurisia em Londres, em 1675, tendo sido enterrado na Abadia de Westminster.

Leewenhoek (O surgimento do microscópio)

Filho de um fabricante de cerveja da cidade holandesa de Delft, Anton van Leewenhoek ficou órfão de pai aos 16 anos de idade. Isso o obrigou a se empregar em uma fábrica de tecidos, como contador ajudante. Foi ali que conheceu as lupas utilizadas para contar os fios de linhas, e que tinham pouca capacidade de aumento.

Só conhecia o idioma holandês por não ter tido condições de desenvolver melhor educação, devido às dificuldades financeiras que enfrentou.

Estimulado pelo seu trabalho, começou a desenvolver lupas com aumentos cada vez maiores, polindo lentes biconvexas e montando-as entre dois pedaços de metal.

Ao longo de sua longeva existência (1632 a 1723) desenvolveu cerca de 400 instrumentos, que chegaram a produzir aumentos de até 275 vezes. Com suas lupas visualizou, pela primeira vez, o fascinante mundo microscópico. Examinou vários tipos de águas: da chuva, da neve, de poços, de rios e do mar. De cada preparação, que mantinha montada por tempo indefinido, procurava anotar suas próprias observações.

Regnier de Graaf, famoso médico e anatomista de quem veio a se tornar amigo, colocou-o em contato com a Royal Society, de Londres. A partir de então, Leeuwenhoek escreveu centenas de cartas para aquela sociedade científica, sendo que em 1676 descreveu, pela primeira vez, as diferentes formas como as bactérias se apresentam.

Além de, pela primeira vez, haver visualizado as bactérias, ele percebeu que o vinagre as eliminava. Hoje sabemos que o fato de haver ácido acético no vinagre é que o torna bactericida. Também verificou que o calor era capaz de matar os *animáculos* (termo que usava para os micróbios).

Se estas suas duas observações tivessem merecido maior atenção na época, certamente a implantação da cirurgia asséptica e a antissepsia teriam sido implantadas mais cedo, o que só veio a ocorrer no final do século XIX.

As primeiras estatísticas

A partir do século XVII, dois ingleses, William Petty e John Graunt, perceberam a importância de um estudo quantitativo de problemas de saúde como subsídio para a melhoria da qualidade de vida dos cidadãos.

Em 1662, Graunt publicou um livro com o título *Natural and Political Observations Made Upon Bills of Mortality*. Seus estudos baseavam-se nos registros anuais de Londres, que tinham sido coletados pelo governo e resumem esses registros como tabelas numéricas para o intervalo entre 1604 a 1661, incluindo a apresentação da primeira "tábua de vida", ou seja, uma organização sistemática de dados sobre a expectativa de vida dos londrinos.

Graunt, junto com seu amigo Petty, criaram uma nova forma de obter informação sobre a população por meio da análise de dados oficiais como os registros de nascimento e de mortalidade.

Apesar de reconhecer a precariedade e a imperfeição dos dados que obteve, Graunt acreditava que se fossem interpretados de maneira correta poderiam propiciar informações úteis ao desenvolvimento de medidas que contribuíssem para diminuir a mortalidade da população.

Além disso, poupando vidas, a Inglaterra estaria preservando parte do considerável investimento feito pela sociedade no desenvolvimento das pessoas até a maturidade, gerando, em conseqüência, retorno maior do que qualquer outro tipo de investimento.

Petty, médico do exército britânico que invadiu a Irlanda em 1650, percebeu que o controle das doenças comunicáveis e uma mortalidade infantil menor poderiam contribuir para o aumento da população e que para isso ser possível haveria ainda a necessidade de uma considerável melhoria na formação dos médicos. Em 1676 ressaltou, em uma conferência em Dublin, ser obrigação de o Estado promover o progresso da medicina de forma a contribuir para melhorar as condições de vida da população.

Na França, a mortalidade de crianças de até um ano de idade era bastante elevada. No *Hospital de Crianças Abandonadas de Paris*, no período de 1771 a 1777, entre 31.951 nascimentos houve 25.476 óbitos nessa faixa etária ou uma mortalidade de 80%.

A tabela a seguir se refere aos nascimentos e falecimentos da cidade inglesa de York, Inglaterra, de 1770 a 1776:

Ano	Nascimentos			Falecimentos		
	Homens	Mulheres	Total	Homens	Mulheres	Total
1770	237	230	467	203	214	417
1771	225	226	451	225	260	485
1772	238	252	490	220	288	508
1773	244	232	474	241	258	499
1774	214	239	453	173	209	382
1775	255	235	490	237	251	488
1776	255	243	498	177	219	396
Total	1668	1655	3323	1476	1699	3175

Neste período, a mortalidade por problemas ligados à gestação e ao parto era considerável, o que, de certa forma, explica o maior número de falecimentos entre as pessoas do sexo feminino.

Thomas Sydenham (O Hipócrates inglês)

Enquanto a tendência da medicina no século XVII era direcionada para as ciências exatas, como a física, a química e a matemática, Sydenham preconizava a volta do médico ao aprendizado à beira do leito do paciente.

Durante sua existência (1624 a 1689), muitos acreditavam que a principal tarefa do médico era se devotar aos estudos anatômicos ou aos cálculos matemáticos. Sydenham devotou sua vida à prática clínica.

Apresentou um conceito mais claro das doenças, separando os sintomas principais dos secundários. Segundo dizia, quando uma determinada doença ataca o organismo, este por sua vez procura resistir por meio de suas próprias defesas, sendo os sintomas o resultado desta luta entre o organismo e a enfermidade. A dor, a febre, a fraqueza não seriam a doença, mas simplesmente a prova da luta e do esforço que faz o organismo para se defender.

Referia que toda enfermidade pertencia a uma modalidade certa e bem definida, que podia ser descrita e classificada, da mesma forma como um botânico faz com suas plantas.

Descreveu diversos tipos de doenças, como a malária, a escarlatina, o sarampo, a pneumonia, a disenteria, a cólera e a histeria.

No entanto, sua principal obra, publicada em 1683, trata sobre a gota, doença que o afligiu durante boa parte da vida. Em consequência dela, escreveu:

"O médico precisa ter em mente que ele próprio está sujeito às mesmas leis da mortalidade e da doença a que estão submetidos os outros; e assim cuidará dos enfermos com mais ternura, desde que se lembre de que ele, em pessoa, é o companheiro de sofrimento deles[52]".

Foi um dos pioneiros na utilização da casca de cinchona (quinina) para o tratamento da malária, recém trazida do território inca, no Peru.

O fato de se vir a conhecer um medicamento com ação específica para uma doença causou forte emoção no meio médico da época. Deduziu-se, então, que a condição básica para a instituição de um tratamento eficaz seria um diagnóstico correto prévio.

Sua eficiência não podia ser explicada por nenhuma teoria previamente formulada, e geralmente equivocada, como a teoria humoral, ou ainda pela expulsão de algum tipo de demônio ou assombração do corpo do doente.

Como Hipócrates e ao contrário de seus contemporâneos, Sydenham descria da superstição e da mitologia, insistindo em que a doença consistia em um fenômeno natural e como tal deveria ser resolvida.

---

[52] Calder, R. Op. Cit.

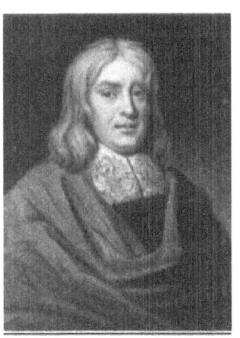

Sydenham

Boerhaave (O Hipócrates holandês)

Hermann Boerhaave concluiu o curso de medicina na Universidade de Leiden, e em 1701 era um dos seus professores, aos 33 anos de idade.

Admirador de Sydenham ressaltava a importância do aprendizado à beira do leito dos pacientes e a volta ao estudo dos textos hipocráticos.

Além de lecionar medicina, também foi professor de Botânica e de Química, em seu país.

Sua contribuição mais importante para o conhecimento médico foi o conceito de doença como um processo de alteração funcional, e não como algo independente do organismo.

Percebeu a importância dos estudos anátomo-patológicos, ou que as alterações ocorridas após a morte deveriam ser correlacionadas com os sintomas e doenças apresentadas pelos enfermos ainda em vida.

Ao longo da vida teve enorme reconhecimento profissional, acumulando grande fortuna, além de deixar seguidores que contribuíram para o desenvolvimento do conhecimento médico.

Albrecht von Haller, seu aluno mais brilhante, desenvolveu estudos em várias áreas, era pessoa de grande erudição, e teve na área da fisiologia dos vasos sangüíneos e do sistema nervoso suas maiores descobertas científicas.

John Hunter (Uma nova cirurgia)

Considerado, juntamente com Paré e Lister, como um dos maiores cirurgiões de todos os tempos, John Hunter fez com que a cirurgia passasse de um nível estritamente técnico para o de uma ciência experimental. Segundo foi dito, Hunter foi para os cirurgiões o mesmo que Mozart para os músicos. Antes dele, os cirurgiões eram pouco valorizados pela sociedade.

Irmão do anatomista William Hunter com quem muito aprendeu durante a vida, John foi o fundador da anatomia patológica na Inglaterra.

Introduziu a alimentação artificial, através de um tubo flexível passado até o estômago, e também de um aparelho para reforçar a respiração.

Inovou na cirurgia de aneurisma, demonstrando que apenas com a ligadura da artéria na área anterior à lesão o paciente seria curado. Antes desta modificação proposta por Hunter, fazia-se a ligadura do aneurisma em seus dois extremos para depois retirá-lo, o que aumentava de forma considerável o risco cirúrgico e suas complicações pós-operatórias.

Publicou vários livros, incluindo um sobre odontologia, em 1771, só sendo precedido nesta ciência pelo francês Pierre Fauchard, que publicou sua obra em 1728.

Com a finalidade de avaliar se a gonorréia e a sífilis teriam a mesma causa, Hunter se auto-inoculou com material de paciente com gonorréia. Para sua infelicidade, o paciente era portador das duas doenças, o que contribuiu para manter a crença de que possuíam a mesma etiologia.

Morreu em 1793, após sofrer um infarto desencadeado por uma violenta discussão a respeito da nomeação de seu sucessor no Hospital S. George.

Morgagni(O fundador da Anatomia Patológica)

Giovanni Batista Morgagni (1682 a 1771), aos vinte e nove anos, era professor de medicina na universidade de Pádua. Publicou vários livros, sendo que a sua importância maior reside na ligação que realizou pela primeira vez na história da medicina, entre as alterações encontradas nos órgãos doentes e as manifestações clínicas das respectivas patologias.

Notou as diferenças anatômicas entre o órgão normal e o doente, e demonstrou que, para cada anormalidade anatômica, correspondia uma alteração funcional.

Dizia que as necrópsias só seriam úteis quando quem as realizasse tivesse profundo conhecimento da anatomia normal e de uma detalhada e precisa história clínica do paciente.

Para ele, o importante era procurar a origem da doença a partir das alterações visíveis que teria provocado no corpo.

A arte de curar no Brasil (Os primeiros tempos)

Os jesuítas[53] chegaram ao Brasil em 1549, junto com o governador-geral Tomé de Souza, permanecendo no país até 1759 quando foram expulsos por Sebastião José de Carvalho e Melo, conde de Oeiras e marquês de Pombal, poderoso ministro de D. José I.

---

[53] A criação da Companhia de Jesus foi a mais eficiente reação da Igreja Católica à reforma protestante, com o intuito de fazer frente às escolas protestantes por meio de uma poderosa ação pedagógico-educativa.

No período em que estiveram aqui, os jesuítas foram importantes não só na catequização dos índios, como na educação e na assistência aos enfermos, atuando principalmente como enfermeiros e boticários, mas também como médicos.

No tempo da catequese eles realizaram intensa campanha para desacreditar os pajés, até substituí-los, junto aos índios, como curadores. Os resquícios da arte médica indígena, fundidos com o que restou da arte africana, persistiram apenas entre os curandeiros e pais-de-santo dos candomblés e dos centros de baixo espiritismo.

Segundo Botelho e Costa[54], "os estorvos entre os atores coloniais, em especial, os missionários e o pajé, o personagem de múltiplas representações e funções[55] no equilíbrio intra e extratribal, transcenderam a questão dogmática que envolvia as concepções cristãs de saúde e de doença, porque interferiram diretamente com o projeto colonial envolvendo grupos indígenas que ofereciam maior resistência", e a liderança do pajé entre os indígenas sempre foi bastante significativa.

Em 1487 a Santa Inquisição se estabeleceu em Castela, Espanha. Em consequência, Portugal recebeu, em curto espaço de tempo, centenas de milhares de judeus tentando escapar da perseguição religiosa. Desses, por volta de trinta mil se converteram ao catolicismo. Eram os cristãos-novos, que fugiram em busca de um local onde pudessem trabalhar e viver em paz com as suas famílias. Conseguiram viver tranquilos em Portugal até que, em 1496, determinou-se a sua sumária expulsão das terras lusitanas, após exigência dos reis católicos, Fernando II e Isabel I, ao noivo de sua filha, D. Manuel I, monarca português.

Já àquela época havia um antissemitismo generalizado entre os portugueses. Muitos os julgavam vinculados a seitas satânicas secretas onde crianças católicas eram sacrificadas. Seriam também responsáveis pela morte de Cristo na cruz, avarentos por natureza, exalariam mau cheiro e ainda a eles se atribuía o surgimento da peste negra, quando teriam envenenado os poços que abasteciam as aldeias.

Muitos buscaram o exílio e outros permaneceram em troca de suas posses. Em 1506, por inspiração de dois frades, houve uma grande matança de judeus em Lisboa, que ficou conhecida como a "matança de S. Domingos", onde duas mil pessoas foram assassinadas.

A partir de 1531 o Santo Ofício foi instalado em Portugal, e com isso vários convertidos emigraram para o Brasil, mas mesmo aqui nem sempre conseguiram escapar do fanatismo religioso. A pena capital era a morte na fogueira após diversas sessões de interrogatórios e torturas, cuja finalidade era o reconhecimento das culpas a eles impostas.

O primeiro médico a exercer o seu ofício no Brasil foi um cristão-novo, Jorge Valadares, que aqui chegou junto com o governador-geral, Tomé de Sousa, assim como o boticário Diogo de Castro.

Em uma carta datada de 1550, o Padre Manuel da Nóbrega assim se dirige ao Padre Simão Rodrigues, então em Lisboa: "Esta terra é muito sã para viver; e o confirmo agora, dizendo que me parece a melhor que possa achar, pois desde que estamos cá não ouvi que nenhum morresse de febre, mas somente de velhice e muitos de mal gálico ou de hidropsia".

---

[54] Em Pajé: reconstrução e sobrevivência.
[55] Chefe cerimonial, sacerdote, profeta, adivinho, curador, benzedor e feiticeiro.

Nesta terra abençoada havia, no início, dois tipos de profissionais: os físicos, que exerciam a medicina, e os cirurgiões barbeiros.

Além dos atos operatórios mais comuns na época (amputar, reduzir luxações e tratar ferimentos e fraturas), ainda faziam sangramentos, aplicavam sanguessugas, arrancavam dentes e também cortavam o cabelo e a barba dos seus clientes. Começavam como aprendizes ou ajudantes dos profissionais mais velhos e, depois de experientes na arte, eram examinados. Os aprovados recebiam a "carta de cirurgião-barbeiro", que lhes regularizava a profissão.

Já os físicos estudavam em escolas de medicina européias, como em Coimbra e Salamanca.

Havia também os cirurgiões-diplomados - formados em outras escolas européias, como em Montpellier, na França -, que para aqui vieram, especialmente no século XVIII.

O primeiro hospital foi construído em Olinda, em 1540, a Santa Casa de Misericórdia. Três anos depois foi construída a de Santos. A de Salvador foi fundada em 1550.f

No século XVI houve várias epidemias em nosso território, sendo que só na de varíola, ocorrida em 1563, morreram 30 mil pessoas em três meses.

As vítimas da Santa Inquisição eram deportadas do Brasil para os cárceres de Lisboa, seus bens confiscados e estimuladas a delatar outras pessoas, parentes ou não, que depois vinham a ter o mesmo destino do denunciante. Alguns chegaram a ser denunciados pela simples inveja que seu sucesso profissional despertava em pessoas menos capazes.

A perseguição só terminaria em 1810, após a assinatura do *Tratado de Comércio e Navegação e de Amizade e Aliança entre Portugal e a Inglaterra*. No seu artigo 9º, estipulava que a Inquisição não mais atingiria os domínios meridionais da Coroa de Portugal.

Com a liberdade religiosa houve uma considerável melhoria da qualidade de vida no Brasil. Os emigrantes começaram a prosperar, construíram seus cemitérios e suas casas de oração.

O uso indiscriminado das sangrias, no Brasil, só deixou de ocorrer após a epidemia de febre amarela, em 1850. Tantos foram os pacientes que morreram depois de sangrados que os médicos não tiveram mais dúvida em considerar esta prática como prejudicial aos seus pacientes.

Os primeiros livros de medicina publicados no Brasil

Três livros merecem destaque como os primeiros publicados em nosso país, no final do século XVII e início do século XVIII. São eles: o *Tratado único das bexigas e sarampo*, de Simão Pinheiro Morão, publicado em 1683, e que trata, principalmente, de epidemias de varíola; o *Tratado único da constituição pestilencial de Pernambuco*, de João Ferreira Rosa, publicado em 1694, e que trata de epidemias de febre amarela; e as *Notícias do que é o achaque do bicho*, de Miguel Dias

Pimenta, publicado em 1707, e que trata do "mal do culo" ou "mal de Angola". Descreve uma doença disentérica que levava à morte, com gangrena do reto e que também costumava provocar prolapso retal. Hoje poderíamos especular que se tratava de casos de disenteria bacilar, doença causada por bactérias do gênero Shigella, ou mesmo de disenteria amebiana.

Todos os três autores eram médicos de origem portuguesa, apesar de um médico holandês, Wilhelm Pies, médico de Nassau, ter publicado ainda no século XVII uma obra fundamental para a história da medicina tropical, *De Medicina Brasiliensi*, onde aborda diversas enfermidades, como bouba, tétano, disenteria e paralisias, além de citar ações terapêuticas de plantas como a copaíba e jaborandi.

Bernardino Ramazzini (Pai da Saúde Ocupacional)

Nasceu em Carpi, no ducado de Módena, em 5 de novembro de 1633. Quando criança foi educado pelos jesuítas e formou-se em medicina, pela Universidade de Parma, em 1659.

Em seguida, exerceu a medicina em Módena, quando passou a se interessar pelas doenças associadas com vários tipos de atividades laborativas.

Apesar de não ter sido o primeiro a redigir um texto sobre a saúde dos trabalhadores, Ramazzini foi quem primeiramente se aprofundou no tema.

Publicou, em 1700, o livro *Discurso sobre as doenças dos artesãos*, onde abordou os riscos para a saúde de quarenta e dois grupos de trabalhadores, desde mineiros até cirurgiões. Descreveu as relações que existiam entre as doenças e as ocupações, e o que deveria ser feito para diminuir as doenças profissionais.

Há capítulos sobre doenças de boticários, padeiros, moleiros, pintores e saboeiros, além de abordar o envenenamento por metal que ocorria com os trabalhadores metalúrgicos e a presença de silicose entre os que trabalhavam com pedras.

No décimo capítulo de seu livro apresenta uma pitoresca história ocorrida com trabalhadores das minas de enxofre. Nela, descreve um caso de uma mulher cujo marido chega inesperadamente em casa, fazendo com que ela escondesse o amante embaixo da cama e o cobrisse com um cobertor que havia sido limpo com enxofre. Entretanto, o amante é rapidamente descoberto devido ao acesso de tosse e de espirros que os resíduos do material lhe provocam.

Recomendava que, em toda consulta, os médicos deveriam perguntar aos pacientes sobre suas ocupações profissionais, e que isso poderia ter relevância para a elaboração de uma correta história clínica.

Morreu em 1714, com 81 anos, em plena atividade profissional, devido a um acidente vascular cerebral.

Além do mérito de dedicar a vida ao estudo da saúde ocupacional, Ramazzini era também um excelente clínico. Reconhecia a importância do uso parcimonioso dos medicamentos, e dizia: "Em combinações inapropriadas há uma modificação da qualidade das drogas e por isso não se deve combinar diferentes remédios onde não se conhece perfeitamente sua compatibilidade".

Essa é uma regra válida até os dias de hoje, desde que a interação medicamentosa entre drogas incompatíveis pode agravar, ao invés de curar as doenças.

A Revolução Francesa

A revolução que mudou a história da humanidade, no final do século XVIII, teve entre seus principais mentores iluministas como Locke, com a sua teoria política liberal; Voltaire, que também adepto da teoria liberal, era contrário a qualquer tipo de religião para as classes ricas, porém não para a população pobre, segundo ele, indigna de ser esclarecida[56]; Montesquieu, com sua famosa teoria da separação dos poderes (legislativo, executivo e judiciário), que dizia ser a virtude a base da democracia; e Rousseau, que com sua teoria democrática, exposta em *O contrato social*, trouxe a legitimidade necessária ao desenvolvimento das formas de governo representativas, como hoje as conhecemos. Foi ainda importante por desvincular a ética do saber, introduzindo o racionalismo ético, ao invés do racionalismo puramente teórico, como era a regra até então.

Dizia, ainda, Rousseau[57]: "enquanto só o poder estiver de um lado e o conhecimento e a compreensão sozinhos de outro, o letrado raramente fará o estudo de grandes questões, os príncipes ainda mais raramente farão grandes ações, e o povo continuará a ser mesquinho, corrupto e miserável".

A Revolução Francesa contribuiu, também, para a evolução da medicina ao criticar o método até então utilizado nas universidades, essencialmente apoiada na autoridade dos livros, em favor da observação direta dos pacientes ou na ênfase do exame clínico, na criação de hospitais e no exame necrológico[58].

A libertação dos doentes mentais

A partir da Revolução Francesa, as novas idéias de liberdade, igualdade e fraternidade passaram a ser uma constante preocupação para boa parte da elite intelectual da época.

O estado de confinamento e crueldade em que viviam os doentes mentais até o século XVIII era inimaginável. Eram trancados em prisões, casas de correção e asilos, e vigiados por pessoas ignorantes, que acreditavam ser a insanidade produto do pecado e do demônio, ou de outras causas tão absurdas como essas.

Conforme Foucault[59]:

"Estranha superfície, a que comportava as medidas de internamento. Doentes venéreos, devassos, dissipadores, homossexuais, blasfemadores, alquimistas, libertinos: toda uma população matizada se vê repentinamente, na segunda metade do século XVII, rejeitada para além de uma linha de divisão, e reclusa em asilos que se tornarão, em um ou dois séculos, os campos fechados da loucura".

Ainda segundo Foucault, chegava-se até a chicotear publicamente pessoas acometidas de loucura, além de serem perseguidas numa corrida simulada e escorraçadas da cidade a pauladas.

O tratamento dado ao doente mental era conseqüência da ignorância, superstição e condenação moral que o cercava.

---

[56] Em *Para compreender a ciência*.
[57] Em *O contrato social*.
[58] Segundo Foucault, em *O nascimento da Clínica*, citado por Roy Porter.
[59] Em *História da Loucura*.

Em 1791, Joseph Daquin publicou o livro *Philosophie de la folie*, onde recomendava a abolição das cadeias e confinamentos para os doentes mentais, além de considerar esses procedimentos como muito prejudiciais aos pacientes.

Na Itália, Vicenzo Chiarugi publicou, em 1793, um livro sobre a loucura, *Della pazzia in genere e in especie*, onde relata as modificações desenvolvidas por ele, em Florença.

Com um tratamento humanizador, com mais liberdade para os pacientes, e com restrição apenas aos mais violentos, conseguiu grandes progressos. Segundo Chiarugi, as doenças mentais podiam ser divididas em três grupos:

Insanidade, com alteração na atividade sensorial, oscilando entre melancolia, mania e demência.

Mania, que se manifestava através do excesso de audácia da vontade.

Demência ou insanidade geral, sem manifestações emocionais, caracterizada por deficiência tanto da inteligência como da vontade.

Ressaltou, ainda, a importância da psicoterapia e de um tratamento que tanto poderia estimular como sedar, dependendo da condição do doente, se era hiperativo ou atônico.

No entanto, o grande reformador do tratamento dos alienados foi Philippe Pinel, médico do Bicêtre Hospital de Paris, que, após a perda de um amigo acometido por uma doença mental, passou a dedicar sua vida à psiquiatria.

Convencido de que um tratamento mais humano poderia ser mais efetivo, libertou 53 pacientes que estavam internados com o diagnóstico de insanidade, após convencer a Assembléia Nacional de que, assim agindo, estaria em consonância com os ideais da Revolução Francesa.

Em 1801 publicou um tratado médico-filosófico sobre a enfermidade mental, onde afirmava que a origem da doença se devia a alterações patológicas do cérebro. Um dos mais importantes efeitos da reforma do tratamento desses doentes foi a implantação dos hospícios, a partir do início do século XIX.

Jenner (A primeira vacina)

A técnica de variolização, que consistia em inocular em uma pessoa material de lesão de varíola de outra, com a forma benigna da doença, era conhecida desde os tempos mais remotos, na China. Ficou esquecida durante muito tempo, até que dois médicos formados em Pádua, Emmanuele Timoni e Jacob Pylarini, a resgataram durante passagem por Constantinopla, na Turquia, no início do século XVIII.

No entanto, somente em 1719, por meio da mulher do embaixador inglês na Turquia, Lady Wortley Montagu, essa técnica foi divulgada de forma mais ampla, na Inglaterra. Ela popularizou a variolização ao defender publicamente seu uso, inclusive vacinando dessa forma seus dois filhos. Ela foi uma mulher muito bonita, até contrair varíola em 1717, em Constantinopla, tendo seu rosto ficado desfigurado por várias cicatrizes em conseqüência da doença.

Apesar de ter sido um avanço, a variolização não era uma técnica totalmente isenta de riscos. Algumas vezes ocorriam formas graves da doença, após a inoculação do material. Havia, em conseqüência, que se buscar uma outra maneira de tornar as pessoas imunes à varíola.

Edward Jenner nasceu em Berkeley, em 17 de maio de 1749, tendo sido o oitavo filho de um pastor da igreja anglicana.

Jenner era um médico escocês que havia se interessado pelo estudo de história natural, tendo conseguido uma bolsa da Royal Society, para estudar o mamífero ouriço e o pássaro cuco. Em suas peregrinações pelo campo, ao longo de suas pesquisas, Jenner entrou em contato com várias camponesas que haviam adquirido a forma bovina da varíola, mas nenhuma delas teria adquirido a varíola humana. Essa informação foi fundamental para o desenvolvimento do seu trabalho.

Em 1788 houve uma epidemia próxima à cidade onde Jenner vivia, e ele então observou que as pessoas que haviam tido a varíola bovina também não adquiriram a forma humana da doença.

Continuou observando a relação entre uma e outra doença por 25 anos, até se convencer de que poderia tentar padronizar uma técnica de proteção contra a varíola humana usando material obtido a partir das lesões da varíola bovina.

Em 14 de maio de 1796, Jenner vacinou um garoto de oito anos, James Phipps, com secreção de uma camponesa, Sarah Nelmes, cujas lesões das mãos estavam em estágio ativo da varíola bovina. O experimento ocorreu conforme Jenner esperava: seis semanas após a vacina, o garoto recebeu doses consideráveis de material da varíola humana nos dois braços e mesmo assim não desenvolveu a doença.

Em 1798 publicou os seus estudos sobre a vacina contra a varíola, que foram recebidos de forma entusiástica em toda a Europa.

Jenner demonstrou que uma doença poderia prevenir uma outra, mas ainda não se tinha conhecimento de como isto ocorria. Tratava-se, na verdade, de uma reação cruzada entre os anticorpos produzidos contra a varíola bovina, e que também conseguiam neutralizar os vírus da varíola humana, devido às semelhanças existentes entre os dois tipos de vírus, em termos de constituição molecular, por pertencerem à mesma família dos poxvírus. Essa informação só veio a ser conhecida na segunda metade do século XX.

O início da geografia médica

O interesse pela relação entre geografia e saúde vem desde a Antiguidade. O livro de Hipócrates *Sobre Ares, Águas e Lugares*, que aborda a ocorrência de diferentes doenças em diversas partes do mundo, influenciou muitos profissionais em diferentes períodos da História.

Em 1792, o alemão Leonhard Ldwig Finke publicou a obra *Versuch einer allgemeinen mediicinish-praktishen Geographie (Um ensaio sobre uma Geografia Médica-Prática)*, em que levanta uma série de questões pouco ou ainda não exploradas até então.

Por ser um médico que por dever de ofício tinha de visitar seus pacientes em cidades e vilas do seu distrito, Finke examinava as fontes de água, fazia levantamentos das condições sanitárias, elaborava relatórios sobre a saúde da população e reunia dados sobre clima, plantas e modo de vida dos cidadãos.

O livro de Finke tinha três volumes, sendo que o último continha um manual de como realizar obras semelhantes à sua. Finke divide sua obra em uma geografia das doenças, uma geografia da nutrição e uma geografia da atenção médica.

Finke sugeria que não só a localização geográfica, como também o tamanho de cada área deveria ser descrito. Em seguida deveria existir uma seção histórica contendo informação suficiente para o entendimento das condições do momento.

Animais e plantas deveriam ser determinados. Deveria ser incluída a estrutura econômica, social e política da região, assim como os dados estatísticos de nascimentos e mortes. As doenças que provocassem os falecimentos deveriam ser listadas, assim como os anos onde teriam ocorrido epidemias.

As doenças mais freqüentes deveriam ser descritas, assim como eventuais fatores a elas associados, tais como clima, hábitos da população e outras informações consideradas relevantes para o entendimento da situação.

Dizia que o levantamento deveria ser concluído com a apresentação das medidas governamentais a serem implementadas para o controle das doenças epidêmicas, assim como a ajuda a ser oferecida à população mais carente.

Os hospitais deveriam ser incluídos, quando existentes.

A obra de Finke deve ser compreendida como constituindo uma primeira etapa na formação da medicina social, ou seja, a medicina do Estado.

Johann Peter Frank(A polícia médica)

Johann Peter Frank (1745 a 1821) publicou em 1778 uma obra em nove volumes sobre a Polícia Médica – *System der volltändigen medicinischen Polizey* -, onde fez amplo uso da estatística para estabelecer a importância das medidas a serem tomadas em saúde pública, que considerava um dever do Estado. Suas propostas demonstravam estar bastante influenciadas pelo iluminismo.

Dizia que a miséria era a mãe das doenças, sugerindo que houvesse maior preocupação com a assistência à gestante e às crianças, cuidados com a alimentação, vestimenta, habitação, pavimentação, liminunação, abastecimento de água, destino do lixo e do esgoto, maior limpeza das cidades e atá sobre a eliminação de cadáveres. Criticava o descaso com que os monarcas mantinham a maioria do seu povo.

A partir de Frank foi criada, em diversos países, uma nova consciência sanitária, levando a um maior controle e fiscalização das medidas ligadas à higiene e à saúde da população.

A revolução industrial e a reforma sanitária

A passagem, na Inglaterra, de uma economia essencialmente agrária para outra baseada na industrialização[60], entre o final do século XVII e o início do século XVIII, foi chamada de Revolução Industrial.

---

[60] Ou seja, do feudalismo, onde a base da economia era a terra, para o capitalismo onde a produção de mercadorias, em larga escala, passa a acontecer nas fábricas, ao invés da

Por ter sido o primeiro país industrial moderno, as reformas da saúde pública também foram iniciadas na Inglaterra.

Desde o século XVI havia alguma preocupação dos governantes ingleses com o problema da pobreza de sua população. Com a criação da "Lei dos Pobres", a administração de cada localidade era responsável pelo apoio aos seus indigentes.

Esta visão assistencial chocava-se com o ideário liberal, preconizado por Adam Smith. O teórico inglês foi o autor de *A riqueza das Nações - Investigação sobre a sua natureza e as suas causas*, livro editado em 1776 e que inspirou David Ricardo a descrever, pela primeira vez, o conceito de modelo econômico como uma abstração simplificadora da realidade econômica.

Em seu livro, Smith procura demonstrar sua crença no crescimento da produtividade do trabalho, que teria origem em mudanças na divisão e especialização do processo de trabalho, proporcionando, em contrapartida, o aumento do excedente sobre os salários e com isso permitindo a acumulação de capital, variável determinante da oferta de emprego produtivo.

Por sua vez, a pressão por demanda de mão-de-obra sobre o mercado de trabalho, causada pelo processo de acumulação de capital, provocaria um crescimento concomitante dos salários e, em razão das melhorias de condições de vida dos trabalhadores, também haveria melhorias para o restante da população.

O aumento paralelo do emprego, salários e população, ampliariam os mercados, o que representaria para o capital o fundamento básico do desenvolvimento da economia.

Smith acreditava, em conseqüência, que o próprio mercado regularia a sociedade e que a iniciativa privada era a fonte do progresso dos povos.

Em vista disso a política assistencial entrou em declínio, já que a pobreza era vista mais como uma conseqüência da deficiência moral dos indivíduos. Por esse raciocínio, qualquer ajuda estimularia o ócio e a irresponsabilidade dos mais pobres.

Outra influência considerável para uma visão negativa dos pobres foi oriunda do calvinismo que, segundo Weber[61], exerceu forte influência nos países mais desenvolvidos da Europa nos séculos XVI e XVII. Pela doutrina da predestinação, fundamento da moralidade puritana, a providência divina trabalharia apenas para aqueles que são predestinados à vida eterna. E ainda, segundo Calvino, somente enquanto o povo fosse mantido pobre ele se conservaria obediente a Deus.

Com a crescente industrialização e o maior aumento da oferta de empregos nas cidades, os centros urbanos sofreram rápidas e significativas mudanças. Entre 1801 e 1841 a população de Londres passou de 958 mil para quase dois milhões de habitantes e o mesmo ocorreu em outras cidades inglesas, como Birmingham, Liverpool e Manchester.

Segundo Braudel[62], "uma Inglaterra escura progride, instala-se, com suas cidades febris e suas casas operárias. Claro que não é a Inglaterra alegre. (...) Trata-se de enormes cidades, inacabadas, que estão se construindo depressa e mal, sem plano prévio, mas vivas; esse rosário de grandes centros urbanos, compactos, trepidantes, Leeds, Sheffield, Birmingham, Manchester, Liverpool, é a alma do avanço inglês. Se Birmingham tem um aspecto humano, Manchester é o inferno. De

---

produção artesanal, como antes.

[61] Max Weber, em *A ética protestante e o espírito do capitalismo*.
[62] Em Civilização Material, economia e capitalismo: séculos XV-XVIII, O tempo do mundo.

1760 a 1830, sua população multiplicou-se por dez, passando de 17 mil para 180 mil habitantes. Em falta de lugar, as fábricas, nas colinas, têm cinco, seis e até 12 andares. Há palácios e casas operárias semeadas ao acaso por toda a cidade. Poças de água e lama por toda parte; para cada rua pavimentada, dez ruelas imundas. Homens, mulheres e crianças amontoam-se em casas sórdidas; nos porões, moram até 15 ou 16 pessoas".

Ao lado desse crescimento, a situação do saneamento urbano e das moradias era extremamente precária. Nas casas da população pobre, muitas vezes, não havia sequer privadas. Os dejetos eram transportados em urinóis até a rua, onde eram esvaziados.

Em Manchester havia mil e quinhentos porões, onde, muitas vezes, cinco pessoas dormiam na mesma cama.

Os baixos salários impediam a classe trabalhadora de ter melhores condições de vida. A sujeira, a doença, as condições insalubres de trabalho[63] e de moradia, tudo enfim contribuía para tornar a existência quase insuportável.

Surgiram, em consequência, várias epidemias (cólera, febre tifóide, tifo) que atingiram, principalmente, as famílias dos pobres.

Percebeu-se ainda, que essas epidemias provocavam uma considerável perda econômica, que era prejudicial a todos e o seu custo representava, na verdade, um desperdício para o Estado.

Em 1842 foi divulgado um relatório cujo autor, o advogado Edwin Chadwick, é considerado um dos pioneiros da saúde pública. Nele foram analisadas as precárias condições sanitárias da população trabalhadora da Grã-Bretanha.

O relatório demonstrou haver uma relação direta entre as deficiências de condições de vida das populações pobres (insalubridade das habitações, imundície do meio ambiente, falta de abastecimento de rede de água potável e de esgoto, falta de coleta regular de lixo, desnutrição) e as doenças que as afligiam.

Demonstrava, ainda, que uma boa parte dessas doenças seria evitável, e que as medidas preventivas mais importantes a serem tomadas diziam mais respeito à engenharia civil e ao aumento do poder aquisitivo das massas do que à medicina.

O relatório de Chadwick promoveu uma série de conseqüências positivas na área da higiene, concluindo por levar à criação, em 1848, do Conselho Geral de Saúde, que passou a fiscalizar e melhorar as condições sanitárias de cada localidade.

No mesmo ano foi criada a função de médico de saúde pública, sendo que o primeiro foi designado para atuar em Londres.

Depois de surgir na Grã-Bretanha, a reforma sanitária em pouco tempo influenciou a política de outros países da Europa e dos Estados Unidos da América, passando a saúde pública a ser considerada como um dever do Estado.

Em nosso país, essa visão só se tornou realidade com a Constituição de 1988, como determinado pelo art. 196: "A saúde é direito de todos e dever do estado".

<u>Laënnec (O criador do estetoscópio)</u>

---

[63] Com jornadas de trabalho de até 16 horas diárias, empregando crianças e com péssimas condições de trabalho.

René Théophile Hyacinthe Laënnec é considerado o criador do diagnóstico clínico das doenças torácicas. A sua descoberta da auscultação mediada foi feita através do uso de um cilindro de papel, o precursor do atual estetoscópio, palavra oriunda do grego (stethos/scopein) que significa examinar o peito.

Como verificou que obtinha maior discernimento dos sons emitidos a partir do tórax usando este artifício, logo depois passou a utilizar tubos ocos de madeira.

Dois anos após a sua descoberta, publicou um livro sobre a clínica de auscultação das doenças pulmonares e cardíacas, em 1819. Nele apresenta, em detalhe, os diferentes sinais, em diversas doenças, obtidos pela percussão e pela ausculta.

Em seu livro, *Tratado da Auscultação Mediada*, apresentou excelentes descrições da tuberculose, pneumonia, bronquiectasia, pneumotorax, enfisema, câncer de pulmão, além dos sons emitidos pelo coração.

Veio a falecer aos 45 anos, vítima da tuberculose, doença que de forma tão brilhante descreveu em seus livros.

Semmelweis (Um mártir da infecção hospitalar)

Ignaz Philipp Semmelweis nasceu na Hungria, e em 1846 tornou-se assistente da Primeira Clínica Obstétrica de Viena. Essa enfermaria tinha adquirido uma péssima fama, devido aos altos índices de mortalidade entre as puérperas.

Quando Semmelweis assumiu o posto de assistente, 36 pacientes faleceram entre 208 pacientes, uma taxa de mortalidade de mais de 17%. As parturientes internadas nesse hospital eram mulheres pobres. As ricas tinham seus filhos em suas próprias casas.

A outra clínica obstétrica, a Segunda Clínica, do mesmo hospital, era freqüentada apenas por parteiras, que lá eram treinadas por outras mais experientes. Já na Primeira Clínica trabalhavam os estudantes de medicina e seus professores, também médicos.

Na Segunda Clínica, das parteiras, a mortalidade era menor que 1%, segundo levantamento de Semmelweis.

Estes números espantaram o médico húngaro, que passou a procurar a razão de tanta discrepância, desde que o esperado seria uma menor taxa na clínica onde trabalhavam os doutores.

Em 13 de fevereiro de 1843, o médico americano Oliver Wendell Holmes fez um comunicado à *Boston Society for Medical Improvement*, onde dissertava sobre o contágio da infecção puerperal, e afirmava que as gestantes nunca deveriam ser atendidas por médicos que tivessem conduzido necrópsias ou atendido a casos de infecção puerperal.

E, ainda, que a doença seria transmitida de um paciente para outro. E, ainda, que seriam medidas preventivas eficientes os médicos assistentes lavarem as mãos com solução de cloreto de cálcio, e trocarem as roupas após atender a um caso de infecção puerperal.

Esta comunicação feita por Holmes provocou violenta oposição dos médicos locais, que não a aceitaram.

Apesar de não ter tido conhecimento do trabalho de Holmes, Semmelweis continuou tentando descobrir a causa do seu paradoxo.

Em 1847, seu amigo patologista, Kolletschka, morreu dias depois de ter se ferido durante uma necrópsia, após cortar o dedo com seu bisturi.

Ao ler a descrição da necrópsia do corpo do amigo, constatou que o quadro era idêntico ao das pacientes que morriam de infecção puerperal.

Concluiu, então, que as taxas elevadas de mortalidade deveriam ser causadas por algo que os estudantes trariam da sala de necrópsia, vindo a contaminar as mulheres internadas. Como na Segunda Clínica as parteiras não frequentavam a sala de patologia não trariam esta contaminação, o que explicaria as diferenças de mortalidade encontradas. Neste período, ainda não se conhecia a teoria dos germes causadores de doenças infecciosas.

Em conseqüência, a partir de 15 de maio de 1847, Semmelweis passou a exigir maior rigor na atitude de prevenção das infecções. Colocou na entrada da Primeira Clínica um cartaz dizendo que todo médico ou estudante, sem exceções, era obrigado a lavar as mãos com solução de ácido clórico antes de entrar na clínica obstétrica, quando proveniente da sala de necrópsia.

Mesmo com muitas reclamações e incompreensão generalizada, Semmelweis conseguiu que suas ordens fossem cumpridas, e em poucos meses as taxas baixaram para 3%.

Posteriormente, verificou que além da transmissão da doença ocorrer de mortos para vivos, também podia acontecer entre pacientes vivos, através das mãos dos médicos. Inaugurou uma nova fase da sua luta, determinando a mais rigorosa desinfecção das mãos, após cada exame.

Supervisionava a esterilização dos instrumentos, que até então eram limpos no sobretudo dos cirurgiões, em todos os hospitais da época, e passou a remover as parturientes portadoras de processo inflamatório para unidades de isolamento.

Em 1848 a taxa de mortalidade da Primeira Clínica diminuiu, pela primeira vez, para 1,33%.

Apesar do sucesso alcançado, Semmelweis adquiriu muitos inimigos com a sua cruzada. Com isso, teve de sair de Viena neste mesmo ano e foi para Budapeste, sua cidade natal.

Em 1860 publicou suas descobertas sobre a febre puerperal em um livro que foi mal recebido pelos médicos. Só uma ou outra voz se levantou em seu apoio. Cinco anos depois da publicação começou a apresentar sinais de insanidade mental, sugestivas de esquizofrenia.

Morreu em 1865, vítima de septicemia, após ferir o dedo na sua última autópsia, de forma semelhante ao que havia ocorrido com seu amigo Kolletshcka.

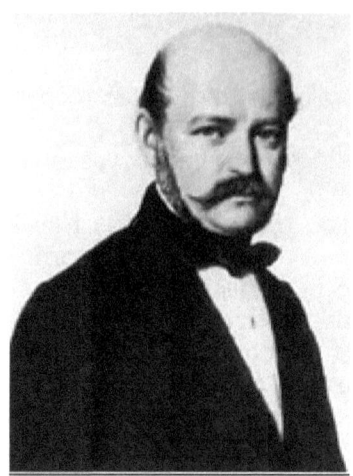
Semmelweis

O surgimento da Homeopatia

Até o final do século XVIII o arsenal terapêutico da medicina era muito limitado. A quinina era usada contra qualquer tipo de febre, assim como o cloreto de mercúrio (calomelano), que era empregado até para tratamento da sífilis.

Além disso, os doentes tinham que se sujeitar a procedimentos heróicos, à base de sangrias (sanguessugas, ventosas ou mesmo punção venosa), purgativos e eméticos, além da vesiculação, onde substâncias irritantes eram colocadas sobre a pele do doente, provocando queimaduras e depois infecções. Acreditava-se que, agindo assim, os médicos estariam eliminando as impurezas responsáveis pelas doenças.

Nesse período, muitos pacientes morriam mais pelas conseqüências das agressões sofridas com os tratamentos do que pelas próprias doenças.

George Washington, presidente dos Estados Unidos da América, recebeu no dia 17 de dezembro de 1779 o seguinte tratamento para uma infecção de garganta: pela manhã, sofreu uma sangria de meio litro, sem demonstrar melhora; logo outro médico foi chamado, aplicou vesiculação no pescoço e retirou mais meio litro, também sem resultado; vieram dois outros médicos e fizeram outra sangria, de um litro, além de administrar o cloreto de mercúrio. Às 22 horas, o ilustre paciente faleceu.

Foi neste cenário que surgiu o médico alemão Samuel Hahnemann. Em 1790, ele lançou as bases da homeopatia, após traduzir o livro *Matéria Médica,* de William Cullen, professor da Universidade de Edimburgo, Escócia.

Ao contrário de Cullen, que acreditava que o efeito da quina (de onde era extraída a quinina) se devia a uma ação no estômago, Hahnemann teria ficado surpreso ao experimentar a droga nele mesmo e verificar que seus efeitos eram semelhantes àqueles que surgiam na própria doença que ela curava.

A partir daí, lançou o princípio de que o semelhante se cura pelo semelhante, e que quanto mais diluído - ou dinamizado - mais ativo é o medicamento.

Com esses dois fundamentos básicos o método de Hahnemann teve um sucesso extraordinário, já que sua terapêutica não era iatrogênica como costumava ser a regra da medicina de então. Em 1823, viu-se obrigado a deixar Leipzig, devido à hostilidade dos boticários e médicos da cidade, que se sentiam prejudicados por ele.

Foi neste contexto histórico que surgiu a homeopatia. Era nitidamente superior à alopatia por não agravar o estado do doente. No entanto, com o desenvolvimento da quimioterapia, a homeopatia foi perdendo terreno para os medicamentos alopáticos, o que fez com que quase desaparecessem as escolas médicas homeopáticas após as primeiras décadas do século XX.

Pela teoria de Hahnemann, o efeito terapêutico das suas formulações não podia ser aferido pelas propriedades físico-químicas dos medicamentos, desde que dependem da concentração das moléculas de cada substância.

No entanto, a tentativa de explicação através do argumento de que as diluições – dinamizações - liberariam uma "energia interna" dos remédios não encontra fundamento científico capaz de apoiá-la.

Outros autores procuram explicar a ação destas drogas afirmando que mobilizariam reservas alternativas do próprio organismo. Fica difícil entender quais reservas seriam arregimentadas de forma diferente pelos medicamentos homeopáticos e pelos alopáticos. A imunidade não parece ser capaz de fazer tão sutil discriminação.

Segundo o poeta Heine, a homeopatia é útil nas doenças do amor, onde se deve aplicar o princípio de que o semelhante cura o semelhante, ou um novo amor é o melhor remédio para um amor fracassado.

O início da homeopatia no Brasil

Em 1840, o Dr. Pedro Chernovitz, médico polonês que emigrou para o Brasil, assim se expressava sobre a situação dos médicos, no Rio de Janeiro: "Se começo a pensar na minha profissão, vejo como o povo está enganado, achando que o vento da boa fortuna me elevou acima da multidão. Mas a maioria dificilmente consegue ganhar seu sustento. Há, portanto, muitos que não conseguiriam sobreviver se não tivessem outros rendimentos".

Foi neste contexto que surgiu a homeopatia no nosso país. Em dezembro de 1843 o francês Benoit Mure, formado em medicina em Montpellier e que depois estudou com o próprio Hahnemann, fundou, na capital do Império, o Instituto Homeopático do Brasil.

Devido às dificuldades por que passavam os médicos aqui instalados, era de se esperar que houvesse uma forte reação contra a nova maneira de tratar as doenças.

A homeopatia era não só mais acessível às camadas mais pobres, que freqüentemente os homeopatas atendiam gratuitamente, mas também uma alternativa bem-vinda aos métodos agressivos da terapêutica oficial.

Benoit Mure tornou-se logo o alvo das campanhas de desmoralização dos que se julgavam prejudicados pelo surgimento dessa nova concorrência profissional.

Foi acusado de ter comprado o seu diploma e até de ter assassinado sua enteada. Foi ainda denunciado por prática ilegal da medicina, envenenamento de paciente e outras calúnias menores.

Com isto, foram bloqueadas no parlamento suas tentativas de legalização do ensino da homeopatia.

Além da luta por um disputado mercado de trabalho, a luta corporativa dos médicos também era devida a divergências de conteúdo que sempre colocaram a medicina alopática e a homeopatia em campos opostos ao longo da história.

Mesmer e o magnetismo animal

Por meio do tratamento com o imã, Franz Anton Mesmer desenvolveu uma forma de tratamento que teve muita aceitação no século XIX. O seu método, também chamado de mesmerismo, nada mais era que um tipo de sugestão, hipnose ou "sono nervoso"[64].

Sua tendência pelo inusitado podia ser percebida pela tese com que concluíra o curso de medicina: *Da influência dos astros sobre os corpos humanos.*

O princípio, segundo Mesmer, se baseava em uma força que emanava do médico, que existia em todos os seres vivos e que permitia estabelecer relações mútuas entre eles. Com o auxílio desta força, um organismo poderia fazer a modificação de outro através da ação da vontade.

Por causa de sua exteriorização, comparável à força do imã, denominou-a "magnetismo animal". Esfregando imãs nos membros dos doentes, acreditava proporcionar uma influência semelhante à exercida pela ação gravitacional da Terra.

Nos trabalhos de Isaac Newton, publicados anteriormente, o físico dizia haver "um espírito sutil que permeia e jaz no âmago de todos os corpos densos; por sua força e atuação, as partículas físicas se atraem uma à outra". Provavelmente estes trabalhos influenciaram bastante o médico.

Através da aplicação das mãos, ou por passes com as mãos, Mesmer pretendia curar diretamente as enfermidades nervosas, e indiretamente todas as demais.

Alguns dos seus seguidores fizeram uma fusão entre o mesmerismo e a religião. Segundo este tipo de associação, os doentes que poderiam ser curados pelo magnetismo seriam apenas os que fossem puros e livres de pecado. E, também, somente os médicos abençoados por Deus poderiam fazer uso desta grandiosa força magnética.

Ainda hoje algumas religiões, que utilizam passe, usam a técnica de Mesmer no intuito de livrar as pessoas de seus males, assim como de possessões demoníacas.

Por outro lado, há quem afirme[65], que a contribuição de Mesmer foi relevante por ter previsto a importância que o inconsciente joga em nossas vidas. Assim, apesar de suas excentricidades, Mesmer poderia ser considerado um precursor de Freud.

---

[64] Em *Histórias Esquecidas da Ciência.*
[65] Ibid.

Início da pesquisa experimental em fisiologia

A partir do final do século XVII, a medicina deixou de se preocupar tão somente com o estudo da anatomia e passou a se voltar também para os primeiros estudos de fisiologia e patologia de uma forma mais científica.

Houve trabalhos para a detecção da perspiração insensível, feitos pelo italiano Santorio Santorio (1561 a 1636) e depois por outros pesquisadores como François de la Boe, também chamado de Sylvius (1614 a 1672), autor de interessantes estudos sobre o papel da saliva, suco pancreático e da bile na digestão.

O holandês Cornelius Bontekoe (1614 a 1687) dizia que o engrossamento do sangue era o responsável por um grande número de doenças. Para afiná-lo, recomendou o uso do chá. Posteriormente, foi criticado por ter interesses na divulgação do produto devido às suas relações com ricos comerciantes de chá holandeses.

Albrecht von Haller(1708 a 1777), de Berna, realizou vários trabalhos sobre a fisiologia da atividade muscular. Desenvolveu o conceito de irritabilidade, envolvendo nervos e músculos.

Após o descobrimento do oxigênio, por Scheele e Priestley, depois de Cavendish ter demonstrado que o ar era uma mistura quase constante de nitrogênio (78%) e oxigênio (21%), Lavoisier (1743 a 1794) comprovou que tanto a combustão, como a respiração, implica em um consumo de oxigênio do ar, com emissão de gás carbônico no final. Reconheceu ainda, que o calor produzido nas trocas metabólicas depende da oxidação de carbono pelo organismo animal.

Doenças que mais importância tiveram até o final da Idade Moderna

Tuberculose

Muito antes de provocar doença no ser humano, a tuberculose era endêmica em animais desde o período paleolítico. O agente que causava infecção àquela época seria, provavelmente, o Mycobacterium bovis (M. bovis), que causa doença no gado e que pode ser transmitido, pelo leite, a outras espécies.

À medida que o homem passou a adotar a agricultura como modo regular de produção - por volta de 7.000 a.C. -, começou a se estabelecer em aglomerados e a domesticar algumas espécies de animais, como o gado, porcos e cabras. A partir daí, a tuberculose surgiu como doença em humanos, mas ainda em uma forma pouco frequente.

Conforme já citado anteriormente, foram encontradas diversas múmias egípcias apresentando quadros de infecção por micobactérias.

Quando as cidades foram se tornando maiores, as condições ambientais para a transmissão da doença também foram aumentando, modificando-se o débil equilíbrio que havia entre o bacilo e o indivíduo.

Acredita-se que o bacilo da tuberculose humana, o Mycobacterium tuberculosis, tenha se originado a partir do M. bovis, como um mutante, e que tenha sido introduzido na Europa no século XVI.

Após a eliminação dos mais sensíveis ao bacilo, por meio de uma pressão seletiva sobre a espécie humana, uma proporção crescente da população mostrou resistência à infecção e ela passou a apresentar, predominantemente, um quadro endêmico de doença pulmonar crônica.

A bactéria continuou sem causar grandes problemas, em termos de doença, até que as condições ambientais da Europa, a partir do século XVII, possibilitaram a sua disseminação entre grandes aglomerados urbanos de pessoas que viviam em porões, com alta promiscuidade e pouca possibilidade de se proteger do frio.

Essas condições nunca, anteriormente, haviam sido encontradas em toda esta extensão na história da humanidade.

A partir daí e até o final do século XVIII e início do século XIX, a epidemia cresceu e se espalhou pela Europa e América do Norte, sendo que os óbitos devidos à tuberculose chegaram a constituir 25% do total, no seu auge.

Na América do Sul, Ásia e África a situação atingiu o seu clímax no início do século XX, ou cerca de cem anos depois.

Cólera

A história da capital da Inglaterra está fortemente vinculada ao rio Tâmisa, a quem deve não só sua fundação, como também boa parte de sua economia por ser um dos polos de comércio e comunicação internacional, além de servir para transporte, recreação, fonte de alimentos e suprimento de água.

Apesar da beleza do rio e da riqueza que trouxe para a cidade, havia consideráveis dificuldades em coletar água para o uso domiciliar e, até o século XVII, Londres era suprida principalmente com água extraída de poços pouco profundos e que eram escavados tanto de locais públicos como de áreas privadas, como quintais e jardins.

Em seguida e até 1830, nove companhias particulares eram responsáveis por atender a 164 mil inquilinos, em uma cidade com cerca de 200 mil casas e população estimada em 1,5 milhão de pessoas, sendo o Tâmisa a fonte de coleta de todas essas companhias[66].

Antes do início do século XIX, as queixas sobre a qualidade da água eram poucas, principalmente porque as pessoas das classes mais elevadas, e que tinham força política, se utilizavam de companhias privadas de suprimento e raramente utilizavam essa água para beber em sua forma bruta, ou seja, em seu estado natural.

Em suas casas a água era utilizada predominantemente para lavar e cozinhar. As cervejas eram na época as bebidas mais utilizadas por boa parte da população, incluindo entre elas as que eram elaboradas em domicílio.

---

[66] Hardy, A. Water and the search for public health in London in the eighteen and nineteen centuries. Medical History, vol. 28(3): 250-282, 1984.

Além disso, somente por volta de 1828, as condições do rio Tâmisa passaram a se deteriorar consideravelmente, sendo que já nesse ano havia cerca de 140 fontes de esgotos poluindo diretamente o rio.

Edwin Chadwick, famoso advogado e responsável pelo início da legislação inglesa de saúde pública, em seu *Relatório Sanitário de 1842*, considerava bastante precárias e inadequadas não só as condições de coleta como também as de estocagem da água das áreas onde viviam as classes trabalhadoras.

O suprimento de água dessas áreas tinha como principal fonte poços pouco profundos dotados de válvulas e a água era então carregada aos domicílios em baldes ou vasos, que ficavam muitas vezes descobertos e expostos às diferentes condições do meio ambiente[67].

O relatório de Chadwick teve repercussão entre alguns médicos, como o cirurgião Joseph Toynbee, que em 1844, perante a *Comissão Real sobre a Saúde das Cidades*, afirmou que baseado em suas próprias investigações "tinha-se convencido de que a qualidade da água, o modo de sua transmissão e a atmosfera na qual era mantida influenciava a saúde da população em uma extensão muito mais séria do que nunca antes se havia imaginado[68]".

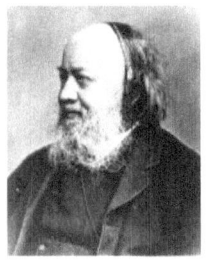

Edwin Chadwick

John Snow nasceu em York, Inglaterra, em 15 de março de 1813 e foi o primogênito de uma família de nove filhos de um operário e sua esposa, que viviam em condições consideradas como modestas.

Aos 14 anos, com a ajuda de um tio, deixou York e foi viver em Newcastle, já com o firme propósito de se formar em medicina.

Na nova cidade passou a trabalhar na enfermaria local e logo conseguiu se tornar assistente do cirurgião-farmacêutico William Hardcastle, experiência que se prolongou por cinco anos.

---

[67] Ibid.
[68] Ibid.

Em 1831, teve o primeiro contato impactante com uma epidemia de cólera, durante a qual atendeu a vários doentes de uma cidade, Killingsworth, cuja economia estava ligada às minas de carvão.

Nessa ocasião, constatou que a doença podia acometer uma pessoa ainda saudável pela manhã e, que após um dia de agonia, viria a morrer à noite, experiência que marcaria para sempre a sua vida[69].

Após a conclusão de seu aprendizado com o Dr. Hardcastle em 1836, mudou-se para Londres onde se matriculou na *Hunterian School of Medicine*, onde estudou até o final do curso.

Ainda enquanto estudante escreveu alguns artigos científicos, como um com o título "sobre a asfixia e sobre a ressuscitação de crianças recém-nascidas", em 1841.

Em 1843 recebeu o diploma de bacharel e, um ano depois, em 1844, obteve seu grau de Doutor em Medicina pela Universidade de Londres, passando a trabalhar como cirurgião e clínico geral no bairro de Soho.

Após o início de sua prática clínica, continuou interessado em questões envolvendo a respiração, procurando desenvolver aparelhos de inalação a serem utilizados em anestesia.

Snow havia ficado particularmente impressionado com os resultados obtidos por William Morton, dentista que, em 1846, com uma máscara inalatória rudimentar, utilizou o éter para que o cirurgião Edward Gilbert Abbott realizasse, no Hospital Geral de Massachussets, a primeira cirurgia com anestesia da história da medicina, a extração de um tumor vascular do pescoço de um jovem paciente.

Em pouco tempo tornou-se um respeitado anestesista, tendo, inclusive, sido responsável pela anestesia da Rainha Vitória em dois de seus partos, com o uso do clorofórmio, ou seja, do príncipe Leopoldo, em 1853 e da princesa Beatriz, em 1856.

Mas mesmo recebendo algum prestígio e reconhecimento por sua atuação como anestesista, o que mais continuou a despertar o interesse de Snow foram os estudos sobre o cólera.

Durante o outono de 1848 ocorreu uma segunda epidemia da doença na Inglaterra e que teve, como consequência, considerável índice de mortalidade.

Apesar de que, nesse período, a teoria dos miasmas ainda era a mais aceita pelos seus contemporâneos[70], Snow duvidava de sua validade devido ao fato de que, por meio de seus estudos, essa teoria não se mostrava compatível com o quadro inicial que ele encontrava entre os pacientes com a enfermidade.

Conhecedor do efeito físico e químico dos gases acreditava que tal teoria se mostrava em desacordo com uma doença cujos sinais e sintomas iniciais não

---

[69] Cerda, J.L. e Valdivia, G.C. John Snow, la epidemia de cólera y el nacimiento de la epidemiología clínica, Revista Chilena de Infectología, 24(4):331-334, 2007.

[70] Os miasmas poderiam ser definidos como qualquer fonte considerada nociva, que corromperia o ar e atacaria nosso organismo. Assim os surtos epidêmicos de doenças infecciosas seriam causados pelo estado pernicioso da atmosfera.

eram ligados ao trato respiratório, como seria de se esperar pela teoria dominante de sua época.

Ao contrário, a exuberante sintomatologia do cólera estava voltada para o trato gastrintestinal, ou seja, os pacientes apresentavam um quadro de dor abdominal, vômitos e diarreia.

Em consequência, chegou corretamente à conclusão que deveria ser algo ingerido pelas pessoas o que as levaria a desenvolver o quadro típico da doença.

Baseando-se no registro de mortes ocorridas em 1848 e 1849, verificou que era nos bairros mais ao sul de Londres onde se apresentavam as maiores taxas de mortalidade, muito superiores às do restante da cidade, conforme pode ser constatado pela análise da tabela 1 de seu próprio trabalho.

Tabela 1. Mortes por cólera em Londres, registradas de 23 de setembro de 1848 a 25 de agosto de 1849[71]:

Setores de Londres	População em 1841	Mortes por cólera	Taxa por mil habit.
Oeste	300.711	533	1.77
Norte	375.971	415	1.10
Central	373.605	920	2.46
Leste	392.444	1597	4.07
Sul	502.548	4001	7.96
Total	1.945.279	7466	3.84

Também observou que os habitantes dessa região obtinham água para beber em um local mais abaixo do rio Tamisa, onde as águas estavam altamente contaminadas pelos esgotos da cidade, situação que diferia das demais regiões que recebiam água de setores menos contaminados, em local mais acima do rio ou em seus afluentes.

Com isso estabeleceu sua hipótese de que o cólera era transmitido mediante ingestão de uma "matéria mórbida" invisível ao olho humano e que

---

[71] Snow, J. On the mode of communication of cholera, London, 1849.

deveria atuar nos intestinos produzindo um quadro diarreico com desidratação severa.

As pessoas ao beber a água contaminada retirada do rio, ingeriam a "matéria mórbida" e, em consequência, ficavam doentes.

Snow publicou sua hipótese de explicação da doença em um pequeno texto: *"on the mode of communication of cholera"* e que, apesar de toda a riqueza de informações, teve pouca repercussão entre os médicos da Inglaterra.

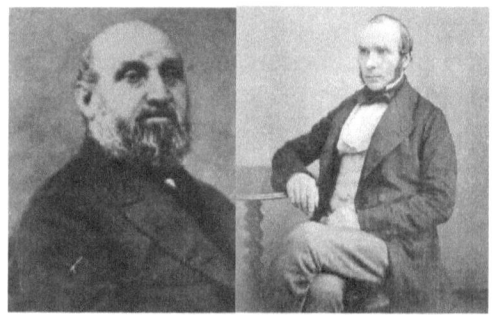

William Farr e John Snow

William Farr já era um médico respeitado na Inglaterra, quando em 1839, por determinação oficial passou a ser o responsável pelos inquéritos das causas de óbitos e assim, mais que qualquer outro, passou a desenvolver e analisar estatísticas de mortalidade de forma a melhor delinear os principais problemas sanitários e das doenças mais importantes de seu país[72].

Em 1852, Farr publicou dados adicionais sobre os óbitos ocorridos em 1849, incluindo oito possíveis variáveis com potencial de explicação sobre as causas da epidemia entre 38 distritos de Londres.

Suas variáveis, entre outras, abrangiam o número de pessoas por acre, a renda anual por domicílio, a elevação da residência em relação ao nível do rio e a companhia de suprimento de água por domicílio.

Após estudar todas as possíveis implicações de cada uma delas, acreditou que a associação com a elevação era a mais importante, concluindo que "a elevação do solo em Londres tem uma relação mais constante com a mortalidade do cólera do que qualquer outro elemento conhecido"[73].

Farr ficara impressionado pelo fato de que nos distritos ribeirinhos a média de mortalidade era três vezes superior a dos distritos do interior da cidade.

Isso, apesar de ter ainda reconhecido certa associação entre a doença e a fonte de suprimento de água de cada distrito, embora essa associação não

---

[72] Moriyama, I.M.; Loy, R.M.; Robb-Smith, A.H.T. History of the statistical classification of diseases and causes of death, Center for Disease Control and Prevention, Atlanta, 2011.

[73] Bingham, P.; Verlander, N.Q.; Cheal, M.J. John Snow, William Farr and the 1849 outbreak of cholera that affected London: a reworking of the data highlights the importance of the water supply, Public Health 118:387-394, 2004.

encobrisse - em sua análise - os efeitos da elevação, ou seja, ligava a infecção inversamente à elevação em relação ao nível da água do Tamisa.

Por sua análise os distritos com maior número de óbitos eram os mais próximos do nível do rio e os com menos óbitos os com nível mais elevado.

Como Farr era muito mais respeitado e influente do que Snow e ainda porque sua explicação não contrariava a teoria prevalente à época, a dos miasmas, sua teoria foi logo aceita pelo sistema de saúde pública e pela ampla maioria dos médicos como sendo a correta.

No entanto, uma nova epidemia da doença, ocorrida entre 1853 e 1854, mudaria para sempre a forma como ambos divergiam sobre suas causas.

Por influência dos estudos de Snow, uma das companhias que distribuía água na região sul de Londres, a *Lambeth Water Company*, passou, a partir de 1853, a coletar o produto em área rio acima, onde as águas ainda não estavam poluídas pelos esgotos da cidade.

Já a outra companhia, *Southwark and Vauxhall Water Company*, manteve sua coleta no mesmo ponto original, ou seja, em área poluída.

Com essa informação, disponibilizada por Farr, Snow percebeu que poderia - com o estudo dos dados de mortes por domicílios e respectivas companhias de fornecimento de água – comprovar a sua hipótese.

A nova tabela 1 resume os dados de sua investigação e que foram publicados, na segunda edição de seu livro, em 1855:

Tabela 1. Taxa de mortes por cólera, por domicílio, em relação às companhias de fornecimento de água na região sul, comparado com as ocorridas no restante de Londres:

Companhia de fornecimento de água	Domicílios	Mortes por cólera	Mortes por 10 mil domicílios
Southwark and Vauxhall	40.046	1.263	315
Lamberth	26.107	98	37
Restante de Londres	256.423	1.422	59

Dessa forma, Snow comprovou que as mortes ocorridas em domicílios da região sul e que recebiam água da companhia que a coletava em áreas poluídas do rio , a *Southwark and Vauxhall*, eram mais de oito vezes maiores do que as dos domicílios que recebiam o produto em áreas ainda não contaminadas pelos esgotos de Londres, isto é, a água coletada pela *Lamberth*.

Outro episódio que também contribuiu para tornar a hipótese de Snow mais aceita foi a questão da bomba de água de *Broad Street*.

Em setembro de 1854, em um setor de Londres chamado *Golden Square*, houve um surto epidêmico do cólera de grande intensidade e que causou a morte de 500 pessoas em apenas dez dias.

Conhecedor da área, Snow sabia que a maioria dos seus habitantes recebia água de uma bomba de uso público localizada em *Broad Street*.

Coerente com sua hipótese, Snow imaginou que o surto epidêmico deveria ser devido à ingestão, pela população local, de águas contaminadas provenientes dessa bomba e decidiu investigar o que poderia ter ocorrido.

Outro fato que lhe chamou a atenção foi a informação, feita por populares, de que no dia anterior a água fornecida pela bomba apresentava mau cheiro.

Inicialmente, registrou o nome e endereços de 83 pessoas falecidas devido ao cólera, baseando-se nos atestados de óbito e visitou alguns dos domicílios, perguntando a seus moradores de onde provinha a água que haviam bebido.

Logo comprovou que a maioria desses moradores se abastecia de água da bomba de *Broad Street*.

Calculou ainda a distância entre a residência de cada pessoa falecida e a bomba mais próxima, verificando que a de *Broad Street* era a mais próxima em 73 dos casos, e que 61 entre as 83 pessoas que morreram bebiam de suas águas contaminadas de forma constante ou ocasional, ou seja, a ampla maioria dos óbitos estaria relacionada àquela bomba.

Bastante satisfeito com os achados de sua investigação, Snow logo em seguida apresentou seus achados à autoridade sanitária local, que imediatamente interditou a fonte de *Broad Street*, retirando sua alavanca de bombeamento de água.

Snow sabia que essa medida, apesar de gerar imediatos protestos dos populares, serviria, caso diminuísse a incidência da doença, para comprovar a sua teoria.

Para ilustrar suas investigações, fez ainda um mapa dos óbitos e seus respectivos endereços, demonstrando graficamente a relação espacial entre as mortes por cólera e a bomba suspeita de contaminação.

Posteriormente, um estudo local demonstrou que 20 pés abaixo, ou seja, a pouco mais de 60 centímetros do solo uma tubulação de esgoto passava a pequena distância da fonte de água da bomba, existindo infiltrações de ambos os lados dos cursos de água.

Em consequência, a queixa de mau cheiro da água proveniente da bomba estava também explicada.

Após a interrupção da coleta de água contaminada houve uma redução da incidência e da mortalidade pela doença, mas pressões populares e a falta de apoio das autoridades sanitárias - ainda adeptas da teoria dos miasmas - fizeram com que logo depois a bomba de *Broad Street* voltasse a ser utilizada para prejuízo geral da população local.

Somente depois da morte de Snow, é que sua teoria veio a ser parcialmente aceita, quando Farr publicou sua monografia sobre a epidemia que acometeu Londres em 1866.

Nela, atribui a difusão da doença por meio de quatro formas: pelo contato pessoal, pelo ar, pelos vapores emitidos pelos esgotos e pela água[74].

Apesar de se manter, de certa forma, ainda parcialmente fiel à teoria miasmática, como quando atribui alguma responsabilidade ao ar e aos gases dos esgotos, Farr, pela sua respeitabilidade, contribuiu de forma fundamental para tornar a teoria de Snow mais bem recebida pela comunidade científica e autoridades sanitárias da época.

Dessa forma, podemos concluir que a descoberta da transmissão do cólera resultou da convergência dos trabalhos de Snow e de Farr, ou seja, apesar de que desde o início Snow tinha a teoria correta, ela só pode ser confirmada mediante o apoio dos dados estatísticos obtidos pelo sistema de vigilância sanitária desenvolvidos por Farr[75].

A arte moderna de curar

Não há povo sem história ou que possa ser compreendido sem ela.

---

[74] Eyler, J.M. The changing assessments of John Snow's and William Farr's cholera studies, Soz – Präventivmed, 46:225-232, 2001.

[75] Morabia, A . Snow and Farr: a scientific duet, Soz – Präventivmed, 46:217-224, 2001.

Eric Hobsbawn

<u>As idéias filosóficas do século XIX</u>

Alguns filósofos foram mais influentes sobre o desenvolvimento da sociedade, e, principalmente, da ciência no século XIX: Kant, Hegel, Comte, Marx e Nietzsche.

Imannuel Kant (1724 a 1804), um dos mais importantes filósofos modernos, tinha como princípio que cada homem deveria ser considerado como um fim em si mesmo, uma forma de apresentar a doutrina dos direitos do homem.

É considerado fundador do criticismo, método de filosofar que consiste em investigar as fontes das próprias afirmações e objeções e as razões em que elas se assentam. Dizia Kant[76] que "o primeiro passo nas coisas da razão pura, aquilo que caracteriza a sua infância, é dogmático. O segundo passo é céptico e ajuda à circunspecção do juízo, impulsionado pela experiência. Mas é necessário um terceiro passo, o do juízo amadurecido e viril".

Kant era ardoroso defensor da liberdade, e dizia que "não pode haver nada pior do que um homem dever estar sujeito à vontade de outro".

Em seu livro mais importante, *A crítica da razão pura* (1781), busca provar que, embora nada de nosso conhecimento possa transcender a experiência, existe ainda uma parte do entendimento que não depende dos sentidos. É a capacidade de formar, criar ou aperfeiçoar conhecimento em virtude da natureza e estrutura da razão pura, que existe a priori. Este conhecimento abrange não só a lógica e a matemática, mas ainda muita coisa que não pode ser nela incluída, nem dela deduzida. No mesmo livro, Kant definia a síntese como o "ato de juntar diversas representações umas às outras e de conceber sua multiplicidade sob a forma de um conhecimento único".

Próximo ao final de sua vida publicou o livro *A Paz Perpétua*, onde advoga a criação de uma federação de Estados livres, que firmassem um acordo para acabar com a guerra. Segundo Kant, a guerra só poderia ser evitada mediante a instalação de um governo internacional.

Georg Wilhelm Friedrich Hegel (1770 a 1831) afirmava que nada é completamente real, exceto o todo. Nada pode ser inteiramente verdadeiro, a menos que se refira à realidade como um todo.

O todo é chamado por Hegel *O Absoluto* e é espiritual. *O Absoluto* não é estático, mas dinâmico, e desenvolve-se de acordo com sua fundamental lei interna: a dialética.

No texto *Fenomenologia do espírito*, formula sua concepção do processo de formação da consciência como resultado da interação de três elementos básicos, o que veio, posteriormente, a influenciar outros filósofos:
1. As relações morais, ou seja, a família e a vida social.
2. A linguagem, ou os processos de simbolização.
3. O trabalho, ou a forma como o homem se relaciona com a natureza para dela extrair seus meios de subsistência.

---

[76] Citado por Johannes Hessen, em *Teoria do conhecimento*.

A obra de Hegel é tão relevante que influenciou tanto setores de direita – como quando apóia políticas conservadoras - como de esquerda – quando serve de inspiração para filósofos como Feuerbach e Marx -, ou na utilização da dialética para a compreensão da realidade e construção do conhecimento.

Movimento dialético é aquele que se faz segundo uma tese (afirmação), uma antítese (uma negação) e uma síntese. Por meio do movimento dialético é que o mundo avança. A dialética hegeliana considera a síntese no sentido de uma etapa de superação da contradição entre tese e antítese.

Segundo Hegel, a razão é a certeza consciente de ser toda a realidade. Em sua separação uma pessoa não é totalmente real, mas o que é real nela é a sua participação na realidade como um todo. À medida que nos tornamos mais racionais, esta participação vai aumentando.

Para Hegel, o mais importante era o Estado. Ele seria a corporificação da liberdade racional. Dizia ainda que toda a realidade espiritual, possuída por cada cidadão, só se viabilizaria por meio do Estado.

A história tem grande relevância para o filósofo alemão, sendo o modo de compreensão do sujeito um processo essencialmente histórico. Assim cada consciência é consciência de seu tempo, tendo sido também o primeiro a elaborar uma filosofia da história.

Auguste Comte (1798 a 1857), filósofo francês, criou o sistema positivista, que era uma espécie de revolta antimetafísica, ou um ceticismo metafísico. Deveríamos limitar-nos ao positivamente dado, aos fatos imediatos da experiência, fugindo de toda a especulação metafísica. Só haveria um conhecimento e um saber, que seria aquele próprio das ciências. Só a ciência poderia penetrar os aspectos do mundo acessíveis à experiência. Assim, a filosofia não seria algo diferente da ciência. Seria apenas a coordenadora dos resultados dos diversos tipos de ciências, procurando sua harmonização. Segundo Comte, haveria apenas três métodos de filosofar: o teológico, o metafísico e o positivo. O primeiro seria o ponto de partida da inteligência humana, o terceiro, seu estado perfeito, e o segundo serviriam apenas como etapa de transição.

Sobre a relação entre filosofia e ciência pode-se dizer que "a ciência deslinda a difícil essência dos fatos subjacentes aos problemas do mundo e da vida, e a filosofia esclarecida provê as salvaguardas necessárias para dispersar as ilusões"[77].

Marx, como Comte, considerava a metafísica de forma depreciativa, e dizia que "os filósofos não têm feito até aqui senão interpretar o mundo de diferentes maneiras; trata-se agora de transformá-lo". Há quem considere esta alegação de Marx o marco decisivo na história da teoria política, quando a filosofia se tornou ideologia. Acreditava que a transformação das sociedades se faz por meio de suas próprias contradições internas, sua análise apoiando-se em duas bases metodológicas, o materialismo histórico e o materialismo dialético.

Para Marx a história deve ser analisada a partir da infraestrutura (recursos materiais, econômicos, etc.) e da luta de classes. Não aceita, em consequência, a interpretação de que a história é feita pela ação isolada de determinadas pessoas,

---

[77] Max Schoen, segundo Leonardo, em *History of Medical Thought*.

mas por meio do conflito de interesses considerados antagônicos, como os de senhor feudal e servo ou de capitalista e proletário.

Em sua principal obra de economia, *O Capital*, cujo volume I foi publicado em 1867, argumenta que o trabalho é a verdadeira fonte de todo valor e que o lucro resulta da exploração do trabalhador por meio da "extração da mais-valia", ou seja, do valor criado pelo trabalhador além do necessário para lhe pagar um salário de mera subsistência, como era a realidade do capitalismo ao longo do século XIX.

Nietzsche, considerado "o filósofo do relativismo", estabeleceu as bases intelectuais do existencialismo e de um historicismo radical que caracteriza a idade moderna.

Fortemente influenciado por Schopenhauer, com apenas 24 anos tornou-se professor de filologia na Universidade de Basiléia. Teve como principais alvos de seus ataques Deus, a moralidade e a democracia.

No livro *Ecce Homo*, se rotula como " o primeiro imoralista". Em outro livro, *Genealogia da Moral*, publicado em 1887, contesta as bases da moral cristã, como as noções de bem e de mal.

Descreve as virtudes altruístas da tradição cristã – como piedade, abnegação e sacrifício pessoal – de forma depreciativa, ou apenas como uma reação dos inferiores à sua condição. Os valores que judeus e cristãos defendem, são, segundo ele, "uma moralidade de escravos". Lamenta ainda que essa moral tenha predominado ao longo do tempo sobre a "moralidade de senhores", ou seja, a dos antigos guerreiros gregos, que acreditava estar contida no desejo de poder e na sua busca continuada.

Louis Pasteur e a teoria dos germes

"O cientista criador tem muito em comum com o artista e o poeta. O pensamento lógico e a capacidade analítica são atributos necessários a um cientista, mas estão longe de serem suficientes para o trabalho criativo. Aquelas intuições na ciência que conduziram a grandes avanços tecnológicos não foram, logicamente, derivadas de conhecimento preexistente: os processos criativos em que se baseia o progresso da ciência atuam no nível do subconsciente". Esta afirmação do físico e biólogo Leo Szilard[78] pode, perfeitamente, se adaptar a Pasteur, que sem nenhuma dúvida foi um dos maiores gênios da humanidade. Nascido na cidade francesa de Dôle, era filho de um artesão que havia sido sargento no exército de Napoleão.

Patriota, investiu suas energias e, por isto, contribuiu de forma significativa para resolver problemas práticos de várias indústrias e da agricultura da França.

Dono de uma intuição científica brilhante, desenvolveu pesquisas em várias áreas. Graduou-se em química e, com 26 anos, estabeleceu a existência da assimetria molecular em cristais ácidos, como o ácido tartárico.

Em 1856, devido a problemas das indústrias de produção de bebidas da França, foi chamado para tentar resolver uma questão que lhes estava causando grandes prejuízos. De tempos em tempos o vinho ou a cerveja azedavam.

---

[78] Citado por Antonio Damásio, em *O erro de Descartes*.

Usando seu microscópio, Pasteur observou que, quando a fermentação dos açúcares se processava normalmente, produzindo álcool, havia formas arredondadas. Quando o vinho azedava e havia produção de ácido láctico, surgiam bacilos longos.

Descobriu ainda que as formas esféricas eram fungos (leveduras), responsáveis pela produção do álcool. Com o resultado de suas pesquisas, ficou provado ser a fermentação conseqüência da ação de microrganismos vivos e não um evento puramente químico, como se acreditava até então.

Demonstrou que aquecendo o vinho por um curto período, a uma temperatura entre 55 e 60ºC, morriam os bacilos inconvenientes sem, no entanto, alterar as propriedades do vinho. Estava descoberta a pasteurização, princípio de desinfecção ainda hoje utilizado para o tratamento do leite.

Em 1857 percebeu que certos microrganismos não cresciam na presença do ar, mas somente na sua ausência (anaeróbicos), enquanto outros só se multiplicavam quando havia oxigênio (aeróbicos). Sua publicação, que recebeu o título *Mémoire sur la fermentation appelée lactique,* pode ser considerada um dos marcos da microbiologia.

Esta descoberta de Pasteur foi extremamente importante para a medicina, pois levou à conclusão de ser a putrefação uma conseqüência da atividade dos micróbios, semelhante à que ocorria na fermentação. A partir daí, alguns cirurgiões passaram a utilizar procedimentos visando à prevenção das infecções pós-operatórias.

Continuando com seus trabalhos, Pasteur demonstrou a existência de micróbios no ar. E que estes podiam contaminar líquidos ou sólidos produzindo a sua deterioração. Se, no entanto, o ar fosse filtrado, ou mesmo se fossem eliminados os microrganismos, como através da fervura, sem que se permitisse uma nova exposição ao ar, nada acontecia e nenhum germe era observado.

Por sugestão do também químico Antoine Jêrome Balard, de quem foi assistente, Pasteur utilizou em suas experiências frascos com "gargalo em pescoço de cisne", que permitiam a saída do ar aquecido, sem, no entanto, possibilitar a entrada de novas bactérias e fungos. Isto foi fundamental para refutar, em definitivo, a teoria contrária à sua.

Com isto, Pasteur demonstrou que a teoria da geração espontânea não tinha qualquer fundamentação, apesar de ser aceita pela sociedade científica desde Aristóteles.

Entre 1865 e 1868 ajudou a indústria da seda francesa a eliminar duas doenças, *pébrine* e *flacherie,* que estavam causando grandes prejuízos. Demonstrou o caráter microbiológico das duas e como evitá-las.

Uma das grandes descobertas de Pasteur foi ter percebido que, por meio de passagens sucessivas em animais de laboratório, ou mesmo apenas em meios de cultura com variação das condições ótimas de incubação, poderia aumentar ou diminuir a capacidade dos microrganismos de causar doenças.

Conhecedor deste princípio, dele fez uso para produzir vacinas contra a cólera das aves, o bacilo do antraz e contra o agente da raiva. Nunca chegou a conhecer o microrganismo responsável por esta doença (o vírus da raiva só pode ser visto por microscopia eletrônica), apesar de ter conseguido desenvolver um método capaz de evitá-la.

Em seis de julho de 1885 aplicou, pela primeira vez, a vacina anti-rábica em um garoto de oito anos, Joseph Meister, mordido catorze vezes por um cão com hidrofobia, dois dias antes.

Os pais do garoto pediram a Pasteur que salvasse o seu filho. Ele, então, fez aplicação no menino de 12 injeções da vacina, com potência crescente, gradualmente, ao longo de duas semanas.

O garoto sobreviveu, apesar dos receios do cientista. Poucas semanas depois, apresentou seu relatório sobre a prevenção da raiva na Academia de Ciências de Paris. Em um ano a vacina foi aplicada em 350 pessoas que haviam sido mordidas, sem nenhum óbito.

A fama de Pasteur logo se difundiu pela comunidade internacional e o seu método foi reconhecido como um grande avanço da medicina.

A partir daí recebeu o apoio de toda a sociedade francesa e mundial pelo conjunto de sua obra, de tanto significado para a humanidade.

Recebeu doações de vários países, o que lhe permitiu criar o Instituto Pasteur, em Paris, de onde surgiram várias gerações de grandes cientistas, que, como ele, muito contribuiram para o progresso da ciência.

Pasteur morreu em 1895, e a admiração que recebe dos franceses, até hoje, não tem paralelo com nenhum outro personagem da história da França.

Em 1940, o mesmo Joseph Meister, que havia sido vacinado quando tinha oito anos de idade, era o curador do Instituto Pasteur, em Paris.

Quando os alemães, durante a Segunda Guerra Mundial, exigiram as chaves do mausoléu construído em homenagem ao fundador do Instituto, Meister suicidou por não aceitar que alguém violasse o túmulo do grande herói de sua pátria e a quem ele devia a própria vida.

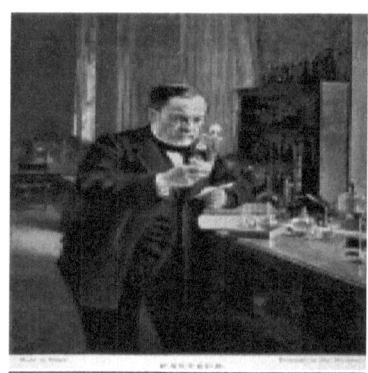

Pasteur

Charles Darwin e a teoria da evolução

Filho de ingleses, Charles Robert Darwin nasceu em Shrewsbury, Inglaterra, em 12 de fevereiro de 1809. Aos oito anos perdeu a mãe. O pai, que era médico, assim como o seu avô paterno, convenceu-o a estudar medicina na Universidade de Edimburgo, mas o que o encantava mesmo era o estudo de plantas e animais. Deixou o curso de medicina por não ver nesta carreira nada que lhe interessasse.

Bacharelou-se em Artes, em janeiro de 1831, em Cambridge. A leitura do volumoso texto de Humboldt (*Narrativa Pessoal*, com sete volumes e 3754 páginas), em que relata sua viagem à América do Sul, causou forte impressão em Darwin. A partir daí, passa a querer viajar por todo o planeta, especialmente em regiões ainda pouco exploradas, onde, segundo Humboldt, "deveriam existir novas espécies de plantas e animais ainda desconhecidas".

Em 1831, aos 22 anos, foi escolhido para ser o naturalista do navio Beagle, que passaria cinco anos viajando ao redor do mundo. Era uma pequena embarcação, com 27 metros de comprimento, por 7,5 metros de largura, possuindo dez canhões de bronze e 73 tripulantes.

O principal continente estudado foi a América do Sul, principalmente o arquipélago de Galápagos, próximo à costa do Equador.

Esteve no Brasil, durante o ano de 1832, tendo visitado Salvador e o Rio de Janeiro. Por onde passava descrevia espécies, observava a natureza, relevo e clima. Anotava tudo o que encontrava.

Depois de cinco anos de viagem, e vários cadernos de anotações, ficou algum tempo refletindo sobre o material que tinha coletado. Foi a doutrina da população de Malthus[79] - *Essays on population* - estendida ao mundo das plantas e dos animais, que o leva à conclusão de suas pesquisas que resultaram no livro *A origem das espécies*, publicado em 1859.

Em seu livro, Malthus refere que todas as espécies de animais produzem uma prole bem maior da que pode sobreviver. Mas que essa prole a mais é necessária, porque há muito desperdício. A vida é difícil e só poucos permanecem.

A teoria de Darwin se baseia, fundamentalmente, na evidência de que na batalha pela vida só os mais bem adaptados sobrevivem, o que o levou a desenvolver a tese da seleção natural. E, ainda, que é o meio ambiente o principal estímulo para a seleção natural, ou seja, a superpopulação e a competição (pelos alimentos, pelo parceiro sexual, pela liderança do grupo, etc.) conduziriam a uma seleção natural, onde os mais bem adaptados ao meio ambiente emergiriam como os vitoriosos da "guerra da natureza". Ou ainda resumindo, poderíamos dizer que apenas os membros mais aptos de cada espécie sobrevivem aos elementos gradualmente modificáveis do ambiente. Eles se adaptam às mudanças, enquanto os mais frágeis – ou menos aptos - não o conseguem.

Ele descartava a idéia anterior de que as espécies eram fixas, e que animais e plantas foram originalmente criados como os encontramos atualmente.

A aplicação da sua teoria pôs um fim na teoria antropocêntrica, de que o universo foi criado para o homem. Representou para o século XIX o mesmo que Galileu para o século XVII.

Darwin constatou que a natureza vive em contínua transformação, que as espécies evoluem e que o aparecimento de novas espécies resulta de uma descendência com modificações.

---

[79] Considerado por John Maynard Keynes o primeiro economista da história.

Desta forma, a sobrevivência ou não da prole dependeria das características do meio, e nisto residiria a importância da seleção natural. Só os dotados de novos caracteres permaneceriam, enquanto aqueles que não os tivessem seriam extintos.

Acreditava, ainda, haver uma participação significativa da seleção sexual, que também contribuiria para que os mais bem adaptados sobrevivessem.

Apesar de inicialmente não ter considerado importante a contribuição de Jean Baptiste Lamarck, que o precedeu na teoria evolucionista, ou que as diferentes formas de vida se haviam desenvolvido gradualmente, partindo de uma origem comum, nas edições posteriores de seu grande livro Darwin fez o devido reconhecimento àquele cientista.

Lamarck acreditava, erradamente, que as variações produzidas pelos efeitos do uso e desuso de determinados órgãos (a função faz o órgão) em resposta a estímulos externos (primeira lei), e pela herança direta destas alterações (segunda lei), contribuiriam para a hereditariedade dos caracteres adquiridos e, em conseqüência, para a seleção dos mais habilitados.

O exemplo clássico da lei do uso e desuso é "o pescoço das girafas que cresceu para que elas pudessem se alimentar das folhas das altas árvores da região em que viviam".

Em parte, por ainda não existir conhecimento sobre genética em sua época, a teoria de Darwin não contemplou as possibilidades que as mutações poderiam acrescentar para a seleção natural. E, ainda, que muitas características das espécies de animais e de plantas não necessariamente teriam algum valor para a sua sobrevivência, mas seu trabalho teve profunda significação em várias áreas do conhecimento, e, especialmente, para as ciências biológicas.

Entre as consequências da teoria da evolução para o desenvolvimento da biologia pode-se citar a pesquisa para tentar encontrar novas drogas contra bactérias multiresistentes, ou o melhoramento genético de grãos para se encontrar mudas que sejam mais resistentes a pragas.

Atualmente sabemos, por meio de estudos de genética molecular, que somos mais parecidos com os chimpanzés (a diferença entre os dois tipos de ADN é inferior a 1%) do que imaginávamos. Enquanto isto, a diferença entre o ADN dos chimpanzés e dos gorilas é de 3%, ou cerca de três vezes maior. É possível que os humanos e os chimpanzés tenham tido um ancestral comum há cerca de cinco milhões de anos[80].

Claude Bernard (Um grande fisiologista e bioquímico)

---

[80] Kevin Davies, em *Decifrando o genoma*.

Claude Bernard nasceu em 1813, na França, na vila de Saint Julien. Seu pai produzia vinhos caseiros, mas acabou falindo e ficando com muitas dívidas. Por isto, com a idade de 16 anos Claude Bernard arrumou um emprego, em Lion.

Seu patrão, o Sr. Millet, era farmacêutico e um dos medicamentos que preparava era a chamada teriaga. Essa mistura de vários e surpreendentes componentes (algumas vezes até com mais de cem substâncias), era usada como se fosse uma panacéia, o que fez com que o jovem funcionário duvidasse da arte de curar de sua época.

Com 19 anos resolve mudar de vida e, demonstrando pretensões literárias, embarca para Paris levando em sua mala uma peça de teatro em cinco atos.

Lá, procura um famoso crítico, o Sr. Saint Marc Girardin, a quem entrega o manuscrito. Para sua surpresa, este lhe diz o seguinte: "Meu caro, a literatura não é um ofício com o qual se ganha o pão. Posso dizer que tive mais êxito que muita gente, mas se pudesse voltar atrás, eu me matricularia na faculdade de medicina. Faça o senhor o que eu deveria ter feito".

Claude Bernard atendeu ao conselho do crítico literário e logo depois começou a estudar medicina. Após a formatura passou a trabalhar no Hôtel-Dieu, de Paris, com François Magendie, um dos grandes fisiologistas da época. Este não tinha, no entanto, o talento e o brilhantismo de seu discípulo, que superou o mestre com inúmeros trabalhos de enorme importância para as ciências da saúde.

Bernard desenvolveu uma série de pesquisas, especialmente na área do metabolismo e fisiologia. Descreveu a importância do glicogênio do fígado na regulação da glicose sangüínea. O glicogênio é uma reserva de glicose do organismo. Sempre que o nível sangüíneo de açúcar diminui, o fígado libera glicose para a circulação, a partir do glicogênio.

Fez ainda trabalhos sobre o sistema nervoso simpático (o responsável, entre outras coisas, por aumentar as batidas do nosso coração), descreveu a importância da secreção do pâncreas na digestão dos alimentos (gorduras, açúcares e proteínas) e desenvolveu estudos nas áreas de farmacologia e toxicologia.

No entanto, o principal conceito biológico que Claude Bernard desenvolveu foi descrever a tendência do organismo a manter o equilíbrio do meio interno, mesmo que as condições externas sejam adversas. As nossas glândulas, através de seus hormônios, atuam no sentido desse equilíbrio, a homeostase.

Claude Bernard morreu em 1878, após ter dedicado quarenta anos de sua vida à pesquisa em laboratório. Suas descobertas ultrapassaram o seu próprio tempo.

A morte da dor

Antes da descoberta dos anestésicos inalatórios, os cirurgiões usavam, excepcionalmente, a intoxicação pelo álcool, haxixe ou mesmo o ópio, tomado pela boca, para casos em que se necessitasse de um completo relaxamento muscular.

A norma, no entanto, eram as cirurgias sem qualquer tipo de anestesia. Alguns ainda tentavam o hipnotismo ou ainda o mesmerismo (ou sugestão).

Há relatos de cirurgias de emergência, como em amputações de um membro em conseqüência de fratura exposta, em que eram utilizados métodos físicos, como colocar o membro em gelo ou até mesmo produzir isquemia, com o uso de um torniquete.

Houve, ainda, casos em que a produção de inconsciência foi provocada por uma pancada na cabeça ou por meio de estrangulamento, o que atenuava a produção da dor mesmo que a um alto custo para o paciente.

Entretanto, o método mais empregado para se conseguir um campo cirúrgico relativamente tranqüilo era, simplesmente, a contenção do paciente pela força. Não é preciso muita imaginação para perceber que a cirurgia fosse vista, então, como o último recurso no tratamento dos doentes.

Nos Estados Unidos da América, Crawford W. Long persuadiu um jovem, James M. Venable, a inalar éter sulfúrico enquanto retirava um pequeno tumor de seu pescoço - um cisto sebáceo infectado - em 30 de março de 1842. A cirurgia teve três testemunhas: Andrew Thurmond, William Thurmond e Edmund Rawls.

Seus conhecimentos sobre os efeitos da droga vinham de seu tempo de estudante, por meio de demonstrações feitas por professores de Química com seus próprios alunos.

Long continuou usando o éter em várias outras cirurgias, porém a comunidade científica nada sabia sobre o episódio, até que o fato fosse relatado em artigo publicado em 1849, no *Southern Medical and Surgical Journal*, onde Long afirmava ter aplicado éter a alguns pacientes em seu consultório, na pequena cidade de Jefferson, em Atlanta, durante o ano de 1842.

O óxido nitroso foi sintetizado por Priestley em 1776, mas apesar de se saber de suas propriedades anestésicas desde 1796, nunca havia sido utilizado em cirurgias. Seu uso se restringia à produção de euforia, como um lança-perfume que era usado nos carnavais de antigamente.

Enquanto assistia a uma espécie de show circense onde as pessoas inalavam o óxido nitroso para provocar risos, em 10 de dezembro de 1844, o dentista Horace Wells percebeu que um dos que havia inalado o gás tinha machucado gravemente a perna, sem, no entanto, manifestar ter sentido qualquer tipo de dor.

Rapidamente chegou à conclusão do significado deste achado. No dia seguinte, Wells, que além de dentista era estudante de medicina, teve um dos seus próprios dentes extraído, por um assistente, sem dor. Quem aplicou a anestesia com o óxido nitroso foi o responsável pelo show, Gardner Colton.

A partir daí Wells passou a transmitir a boa notícia pelo mundo afora. No entanto, em uma de suas demonstrações do poder anestésico do gás não teve o êxito esperado provavelmente porque o tempo de indução da anestesia foi muito breve, ou porque a dose do anestésico foi pequena.

Um de seus alunos, William T. Morton, que presenciou a tentativa fracassada do mestre, aprendeu com Charles Jackson, um médico e químico internacionalmente conhecido, o poder anestésico do éter sulfúrico. Depois de experimentá-lo em animais, em 30 de setembro de 1846, em seu consultório, na cidade de Boston, fez uma extração dentária em um de seus clientes, sem dor.

Logo o fato foi bastante divulgado e, em 16 de outubro de 1846, Morton anestesiou, usando uma espécie de máscara inalatória rudimentar, Edward Gilbert

Abbott, enquanto John Collins Warren, um famoso cirurgião do Massachussets General Hospital, fazia a extração de um tumor vascular do pescoço do paciente.

Ao final da cirurgia, sem que o paciente tivesse manifestado ter sentido qualquer tipo de dor, Warren disse para os estudantes que haviam assistido a operação: "Cavalheiros, isso não é uma farsa".

Em 16 de novembro de 1846, o feito foi anunciado em um artigo publicado no *Boston Medical and Surgical Journal*.

Morton tentou patentear o uso do éter como anestésico, mas acabou não o conseguindo.

Após a introdução do éter, seguiram-se novas experiências utilizando o clorofórmio, principalmente na clínica obstétrica. Quem primeiro utilizou este anestésico em obstetrícia foi o médico escocês James Young Simpson, que também foi o pioneiro no uso do éter para aliviar a dor do parto, em uma experiência ocorrida em 19 de janeiro de 1847, em uma paciente que estava sofrendo dores violentas, durante um parto muito complicado.

Posteriormente se verificou que o clorofórmio é tóxico para o fígado e produz severa depressão cardiovascular. Sua única vantagem sobre o éter é o fato de não ser inflamável. Mesmo assim foi muito utilizado, por quase cem anos, principalmente na Grã-Bretanha.

O efeito da descoberta dos anestésicos foi fundamental para o desenvolvimento das especialidades cirúrgicas. Antes o cirurgião tinha que ser extremamente rápido, além de raramente o paciente se encontrar relaxado e sem demonstrar grande sofrimento, o que dificultava bastante o desenvolvimento das habilidades dos cirurgiões.

As vidas envolvidas na descoberta do uso cirúrgico dos anestésicos não tiveram um desfecho feliz.

Wells viciou-se em clorofórmio e suicidou-se em 1848, na prisão de Tombs. Charles Jackson morreu aos 75 anos, em 1880, num hospício de Sommerville, onde viveu por sete anos. Long não teve reconhecimento pela primazia no uso da anestesia em cirurgia e morreu empobrecido, depois da guerra civil norte-americana. Morton faleceu em 1868, de uma crise cardíaca, pobre e amargurado por não ter conseguido patentear o uso do éter e nem do aparelho que inventara para inalação do anestésico.

Um monumento erguido pelos cidadãos de Boston sobre a sepultura de Morton, em um cemitério próximo à cidade, tem os seguintes dizeres em sua lápide:

Inventor e divulgador da anestesia inalatória
Antes dele, em todos os tempos, cirurgia era agonia
Por meio dele a dor em cirurgia foi evitada e anulada
Desde então a ciência passou a controlar a dor

Rudolph Virchow (E a patologia celular)

Formado em medicina, em Berlim, em 1843, Virchow fundou a revista *Arquivos de Anatomia Patológica*, em 1847.

No seu primeiro trabalho publicado nesse periódico, dizia que uma hipótese não provada, de qualquer tipo, representava o mesmo que um barco muito frágil para velejar e descartava a noção de que qualquer homem fosse infalível a respeito de julgamento ou de conhecimento.

Pessoa de grande cultura e variados interesses, Virchow atuou em áreas tão díspares como anatomia, patologia, epidemiologia, saúde pública, antropologia, arqueologia, magistério e política.

Em 1849, ao investigar uma epidemia de tifo no interior da Alemanha, ficou muito impressionado com o que viu. Em seguida, publicou um relato indignado das condições miseráveis em que os trabalhadores viviam. Isto lhe custou o emprego, mas não arrefeceu a sua capacidade de luta.

Neste relatório atribuiu a causa da epidemia à carência social, à pobreza, ao analfabetismo e à desigualdade social e política. Em sua opinião, somente por meio da democracia, da educação e da justiça social essas e outras epidemias semelhantes poderiam ser melhor controladas.

Pelas suas posições liberais foi eleito parlamentar, junto ao Reichstag, no período de 1890 a 1893.

Em medicina desenvolveu a teoria da patologia celular - "toda célula provem de outra célula" -, que dizia que o local da doença deveria ser procurado na célula, enquanto as alterações macroscópicas e microscópicas do organismo eram consequência da reação das células às causas de cada enfermidade.

Cada parte do corpo doente mantinha uma relação parasítica com o resto do corpo sadio ao qual pertence, e que viveria às custas do organismo. Este conceito é correto, especialmente nas doenças crônico degenerativas, como o câncer.

A doutrina da patologia celular, descrita pela primeira vez em 1858, era baseada no estudo de estruturas vivas e da observação de que a aparência microscópica de células vivas se modificava profundamente com a doença.

Se admitirmos que a vida com saúde seja decorrência do funcionamento normal das células, incluindo o seu metabolismo, é razoável acreditar que alterações no funcionamento e na forma destas células levem o corpo a adoecer. Neste caso o organismo ficaria doente desde um estágio subclínico (onde ainda não apareceriam sinais e sintomas da doença) até o estágio clínico (onde já existiriam manifestações clínicas da enfermidade).

Ao fazer 80 anos, Virchow recebeu um prêmio de 80 mil marcos, além de uma medalha de ouro oferecida pelo imperador da Alemanha, em reconhecimento à sua grande contribuição ao desenvolvimento da ciência.

Morreu em 1902, quando então foi dado o seu nome ao maior hospital de Berlim.

Robert Koch (Fundador da Bacteriologia)

Um dos treze filhos de um supervisor de minas da Alemanha, Koch nasceu em 1843, e se formou em medicina em Göttingen, tendo sido aluno de Jacob Henle, considerado um dos responsáveis pelo desenvolvimento da teoria do contágio[81].

Atuou como oficial médico durante a guerra franco-prussiana. Depois, em 1872, foi para uma pequena cidade, Wollstein, próxima à fronteira com a Polônia.

Lá, isolado da comunidade científica, e trabalhando em um laboratório improvisado, separado do consultório por uma cortina, Koch desenvolveu uma série de pesquisas que revolucionaram a bacteriologia e, em decorrência, a medicina.

Seu microscópio foi presente de aniversário dado por sua mulher. Desenvolveu um método primitivo de fazer microfotografias, de boa qualidade, e improvisou uma estufa de incubação.

Em sua época, os meios de cultura usados em bacteriologia eram líquidos, o que dificultava enormemente o isolamento bacteriano.

Para tornar viável trabalhar com um só tipo de bactéria de cada vez, Koch resolveu acrescentar gelatina ao meio e, com isso, começou a aprimorar a sua técnica. Depois passou a usar o agar, o que permitia solidificar os meios de cultura à temperatura ambiente, sem comprometer a viabilidade dos microrganismos com que trabalhava.

Com este grande passo, Koch passou a isolar várias bactérias causadoras de quadros infecciosos. Desenvolveu estudos com o bacilo do antraz, com o bacilo causador de septicemia hemolítica e, em 1878, publicou os resultados onde, pela primeira vez, demonstrou que a causa de seis diferentes doenças em animais eram seis bactérias distintas. E que apenas uma forma de bactéria era encontrada em cada doença.

Por estes estudos foi agraciado com um alto posto e um laboratório no Departamento de Saúde Imperial, em Berlim, além de ganhar o apoio de dois assistentes.

Sabe-se, hoje, que ainda em Wollstein, trabalhou no desenvolvimento do microscópio, junto com Ernst Abbe e Carl Zeiss, tendo sido o primeiro cientista a ter um microscópio equipado com o condensador de luz e a lente de imersão desenvolvida pelos dois excepcionais peritos ópticos. Esta inovação foi de extrema importância para o desenvolvimento dos trabalhos de Koch, por permitirem visualizar estruturas bacterianas que nenhum outro instrumento permitia à época.

A partir daí suas pesquisas puderam se desenvolver mais rapidamente. Novos métodos de coloração e novas técnicas de isolamento vieram a permitir que visualizasse o bacilo da tuberculose, pela primeira vez em 1882, a partir de culturas desenvolvidas no sangue de carneiros.

Sua descoberta foi apresentada em Berlim, em 24 de março de 1882, em reunião científica que deixou perplexa toda a platéia constituída pelos médicos mais famosos da Alemanha.

Publicou, neste mesmo ano, os resultados obtidos na revista da Sociedade Fisiológica de Berlim, onde incluiu também seus postulados para se considerar um determinado agente como causador de uma dada doença infecciosa:

1. Que o microrganismo seja sempre encontrado na doença.
2. Que o microrganismo não seja encontrado em outras doenças, ou ainda na saúde.

---

[81] Publicou o livro *Pathologische Untersuchungen*, em 1840, onde reformula as idéias de seus predecessores.

3. Que o microrganismo seja cultivado artificialmente e reproduza a doença em questão, depois de inoculada uma cultura pura do agente em um animal susceptível.
4. Que o microrganismo possa ser recuperado do animal assim inoculado.

Assim como Pasteur, Koch era um patriota. Por diversas vezes os dois, junto com os respectivos assistentes, disputaram o privilégio das descobertas da nova ciência que ajudaram a criar.

No caso do cólera foi o vencedor. Em 1883, fazendo pesquisas em uma epidemia que ocorreu no Egito, foi o primeiro a isolar o Vibrio cholerae.

Em 1888, Koch e sua mulher Emmy se separaram, devido à pouca atenção que ele lhe dispensava. Voltou a se casar novamente em 1893, com uma jovem e bela estudante de arte de 21 anos, Hedwig Freiburg, por quem se apaixonara ao vê-la em um retrato pintado por um artista.

Seu maior fracasso, no entanto, ocorreu durante o X Congresso Médico Internacional, em 1890, quando anunciou a tuberculina (o atual PPD) como a cura da tuberculose. Apesar de ainda hoje ser utilizada como teste de avaliação da imunidade ao bacilo, a tuberculina não poderia ser considerada como arma terapêutica, conforme logo se demonstrou.

Em 1905 Koch recebeu o prêmio Nobel de medicina. Morreu em 1910 como um dos fundadores da bacteriologia, junto com Pasteur.

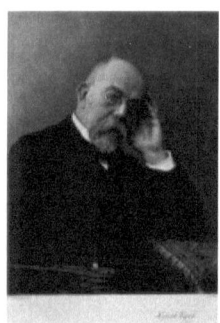

Koch

As consequências dos avanços na bacteriologia, fisiologia e patologia

O surgimento da bacteriologia levou a uma nova era da medicina. O clínico e o cirurgião foram forçados a fazer grandes mudanças na sua maneira de pensar e de raciocinar sobre as doenças, suas causas, seus sintomas e seus planos de tratamento.

Também a teoria da patologia celular contribuiu para as grandes mudanças ocorridas na medicina durante o século XIX.

Influenciaram de forma importante os conceitos de etiologia, nosologia e imunologia das doenças.

O estudo da célula nos deu a conhecer que era na esfera do mundo microscópico que estariam as soluções para os problemas médicos mais importantes.

As novas descobertas da fisiologia e da bioquímica (além de outras áreas básicas) trouxeram a convicção que era nas pesquisas desenvolvidas nos laboratórios, e não na clínica, que estaria a base do progresso da medicina.

Com o desenvolvimento considerável da ciência, houve a tendência à especialização, já que se tornou cada vez mais difícil reter tantas, e cada vez mais freqüentes novas informações, sobre tantos e tão variados campos do conhecimento científico.

O clínico geral, que dominaria todos os campos da medicina, foi se tornando cada vez mais raro.

Gregor Johann Mendel(Fundador da genética)

Filho de camponeses nasceu na Áustria, em 1822. Formou-se padre em 1847. Quatro anos depois, foi para a universidade de Viena estudar física, matemática e ciências naturais. De volta ao convento onde se formara, em Brünn, na República Tcheca, começou a se dedicar às suas famosas experiências de cruzamento entre diferentes variedades de ervilhas, por meio das quais conseguiu descobrir as primeiras leis da hereditariedade.

Hoje se sabe que os caracteres encontrados nas diferentes variedades de ervilhas são definidos por segmentos do ácido desoxirribonucleico (ADN), e denominados de genes.

O gene é a unidade hereditária que é transmitida à prole por cada genitor, e que será responsável pelo surgimento de um determinado caráter ou característica no filho, junto com o gene do parceiro.

Em organismos superiores, os genes ocorrem em pares. Os genes são unidos dentro de uma estrutura maior, o cromossomo. Existem alternativas de um gene, que são chamados alelos. Os alelos ocupam a mesma posição em cromossomos homólogos.

Leis de Mendel:

Lei da dominância: nos híbridos, um dos caracteres opostos, ou alelos, domina mascarando em determinada proporção o outro, que é recessivo.

Lei da segregação dos caracteres: as características opostas dos ascendentes se dissociam, nas gerações seguintes, segundo proporções fixas, ou seja, 25% de dominantes puros, 50 % de dominantes híbridos e 25% de recessivos puros.

Lei da independência dos caracteres: no cruzamento de raças ou variedades que diferem por mais de uma característica, cada característica se transmite de maneira independente das demais.

Publicados em 1865, na revista da Sociedade de Naturalistas de Brünn, os trabalhos de Mendel passaram despercebidos até 1900, quando os botânicos Hugo de Vries, Carl Correns e Erik Tshermak von Seysenegg, de forma independente, chegaram às mesmas conclusões que ele.

Mendel morreu no convento de Brünn, em 1884, sem ter recebido de seus contemporâneos o reconhecimento que merecia.

Entre 1912 e 1926, Thomas H. Morgan, da Universidade de Columbia, promoveu grande desenvolvimento da genética utilizando experiências de cruzamento com moscas de frutas, da espécie Drosophila melanogaster.

O seu ciclo de vida é curto (em torno de doze dias) e fecundo (mil ovos em média). As moscas podem ter olhos brancos ou vermelhos, sendo a característica branca ligada ao cromossomo X, e de caráter recessivo, vindo a aparecer principalmente em machos, de forma semelhante ao que ocorre com o daltonismo em humanos.

Possuem quatro pares de cromossomos, incluindo um par de cromossomos sexuais. Analisando os resultados dos cruzamentos das moscas, Morgan pôde construir um mapa físico de cada cromossomo, mostrando a localização relativa de cada gene.

Em 1933, Morgan veio a receber o prêmio Nobel de medicina, e um de seus alunos, Muller, pelos trabalhos de indução de mutações, em Drosophila, com o uso de raios X, veio a receber o mesmo prêmio em 1946.

Atualmente, sabemos que o ADN contido no total das 100 trilhões de células do corpo humano, se estendido de uma ponta à outra, equivaleria a 40 vezes a distância da Terra ao Sol, apesar de que em cada uma de nossas células o ADN encontra-se condensado em um núcleo com cerca de 0,005 milímetros de diâmetro.

A arte de curar no Brasil no século XIX

A vinda da família real portuguesa para o Brasil teve boas consequências também para a evolução da medicina. Por insistência do Dr. José Corrêa Picanço, médico pernambucano e primeiro cirurgião da corte, D. João VI criou, em 1808, em Salvador (18 de fevereiro), e depois no Rio de Janeiro (2 de abril), as primeiras academias médico-cirúrgicas do país.

Antes, quem queria seguir esta carreira tinha que estudar em Coimbra ou em outra faculdade européia. A da Bahia foi instalada no Real Hospital Militar, antigo Colégio dos Jesuítas no Terreiro de Jesus. No Rio o local escolhido foi também um colégio de jesuítas, situado nas encostas do morro do Castelo, passando a se chamar Real Hospital Militar e Ultramar.

Picanço, um dos dois brasileiros que lecionavam na faculdade de medicina de Coimbra (o outro era José Francisco Leal, professor da cadeira de Matéria Médica e Farmácia), tinha a cadeira de anatomia sob sua responsabilidade. Mais tarde veio a se tornar barão de Goiana, como prêmio por sua contribuição à Coroa portuguesa.

O curso de medicina durava cinco anos e tinha as disciplinas de anatomia, química, fisiologia, higiene, etiologia, patologia, terapêutica, operações, obstetrícia e clínica médica. Após a conclusão o aluno recebia o título de cirurgião-aprovado.

Em 1832, D. Pedro II transformou as academias em faculdades de medicina, e o curso passou a ser de seis anos, com um currículo ainda mais aprimorado. As matérias então ensinadas eram as seguintes:

1) Física médica.
2) Botânica médica e algumas noções de zoologia.
3) Química médica e algumas noções de mineralogia.
4) Anatomia geral e descritiva.
5) Fisiologia e higiene.
6) Patologia externa e clínica externa.
7) Patologia interna e clínica interna.
8) Anatomia topográfica, medicina operatória e aparelhos.
9) Matéria médica geral e, especialmente a brasileira, farmacologia e terapêutica.
10) Medicina legal, aplicação das ciências médicas à legislação.
11) Partos, doenças de mulheres e de meninos.
12) História da medicina, metodologia ou exposição dos diversos sistemas médicos e explicação dos aforismos de Hipócrates.

O internato ocorria nos dois últimos anos do curso, sendo que a história da medicina era dada apenas durante o sexto ano.

Ao final do curso, depois de defender tese sobre tema clínico ou cirúrgico, o aluno recebia diploma de doutor em medicina.

Os cursos eram eminentemente teóricos, com falta de material didático e de instalações adequadas.

A partir do século XIX, a França passa a exercer maior influência sobre as nossas ciências, assim como sobre a literatura, comércio e costumes em geral. Esta ascendência predominou até a metade do século XX, quando a cultura americana passou a exercer a liderança que se mantém até os dias de hoje.

A criação dos laboratórios de saúde pública no Brasil

O exemplo de Pasteur com a criação do seu Instituto, em Paris, voltado para a pesquisa de doenças infecciosas e parasitárias, teve desdobramentos em vários países. Muitos pesquisadores foram formados naquele centro e, ao retornarem, criaram institutos similares.

No Brasil, o Laboratório Bacteriológico, que depois viria a se chamar Instituto Adolfo Lutz em homenagem ao seu primeiro diretor, foi criado em S. Paulo, em 1892. Lutz formou-se em medicina em Berna, na Suíça, tendo feito cursos de aperfeiçoamento em várias cidades européias. De 1889 a 1892 foi responsável pelo tratamento da hanseníase, no Havaí.

No Rio de Janeiro foi criado, na mesma época, o Instituto Soroterápico do Rio de Janeiro, com sede na Fazenda de Manguinhos. Para dirigi-lo o prefeito indicou o Barão de Pedro Afonso. Logo após assumir a direção, o barão viajou até Paris com o propósito de contratar um cientista do Instituto Pasteur para ser o responsável técnico.

Lá ficou surpreso ao saber por Émile Roux, que sucedeu a Pasteur na direção do Instituto, da existência no Brasil de um pesquisador que preenchia totalmente as condições. Voltando ao Rio, o barão contratou o Dr. Oswaldo Cruz, que havia permanecido de 1896 a 1899 no Instituto Pasteur, onde foi aperfeiçoar seus conhecimentos, especialmente em bacteriologia.

A sede do Instituto foi concluída no ano de 1900. No famoso palácio em estilo mourisco fica, ainda hoje, a administração da instituição.

Em 1902, Oswaldo Cruz assumiu a direção geral do instituto, que passou a sofrer considerável expansão, contratando uma equipe de jovens pesquisadores de grande capacidade, como Carlos Chagas e Adolfo Lutz. Lutz deixou São Paulo em 1908 para trabalhar em Manguinhos, até morrer em 1940.

Em Belém foi fundado, em 1936, o Instituto de Patologia Experimental do Norte. Em 1940 passou a se denominar Instituto Evandro Chagas, em homenagem ao seu diretor à época, filho de Carlos Chagas, que assim como seu ilustre pai foi um grande pesquisador de doenças tropicais, tendo morrido aos 35 anos de idade, em um acidente aéreo. O Instituto Evandro Chagas é hoje, em virologia e outras áreas de medicina tropical, uma das principais referências da América Latina.

Joseph Lister (A antissepsia e a assepsia em cirurgia)

-Meu marido ficará tão contente! – repetiu Agnes Lister, várias vezes, ao visitante estrangeiro. Os colegas dele são de uma indiferença... Todos acreditam que as condições vigentes nos hospitais vêm de Deus, ou da natureza, e que não se deva mudar nada. Outros não vêem nenhum meio senão arrasar os hospitais, como se estes fossem os culpados de toda a mortandade[82].

O visitante era um cirurgião alemão, Henrich Hartmann, que soubera das experiências de Lister, em 1865, adotadas logo após ter tido conhecimento dos trabalhos de Pasteur sobre a putrefação causada pelas bactérias anaeróbicas.

Joseph era filho de um comerciante de vinhos da Inglaterra, Joseph Jackson Lister, que usava suas horas de lazer para resolver problemas de óptica, sendo dele vários aperfeiçoamentos das lentes acromáticas, lentes que transmitiam a luz sem fragmentá-la em suas cores componentes, e que levaram a um grande desenvolvimento dos microscópios.

Lister formou-se em medicina, em Londres, em 1852. Em 1856 casou-se com Agnes, filha mais velha do Prof. James Syme, com quem aprendeu cirurgia em Edimburgo, Escócia.

Naquele tempo acreditava-se que havia o pus saudável, depois das cirurgias. Os cirurgiões acreditavam que a presença de secreção purulenta ajudava na cicatrização das feridas.

Lister, no entanto, baseado em suas próprias estatísticas, estava impressionado com as altas taxas de mortalidade. Nas cirurgias de amputação, 45% dos pacientes morriam, e em outros tipos de operações as taxas também eram altíssimas. Abrir o tórax e o abdômen, então, era o mesmo que morte certa.

Começou, a partir daí, a procurar meios de diminuir este flagelo.

Em 1863, toma conhecimento dos trabalhos de um químico francês, Jules Lemaire, que publicou um livro sobre o valor médico do ácido carbólico (fenol) e daí passou a vaporizar a sala cirúrgica com este desinfetante, ao mesmo tempo em que o utilizava no campo operatório e o embebia nos curativos de linho que aplicava após as cirurgias.

---

[82] Thorwald, em *O século dos cirurgiões*.

Também era extremamente exigente com a limpeza, desde as salas de cirurgia até as enfermarias. Com o bisturi usava a flambagem (esterilização pelo calor de uma chama), por sugestão do próprio Pasteur. Geralmente os cirurgiões limpavam o bisturi no seu avental, além de usarem o mesmo bisturi para diversos pacientes.

O que Lister não tinha, assim como os demais médicos de sua época, era o conhecimento de que as bactérias causadoras das infecções cirúrgicas, na maioria das vezes, eram da própria microbiota normal da pele dos pacientes. O uso do fenol eliminava esses germes, atuando como antisséptico, e por isso as infecções não se desenvolviam.

Os resultados de Lister foram muito satisfatórios, com queda acentuada da taxa de mortalidade pós-operatória, sendo seus dados publicados em 1867, na revista Lancet, com o título *On a new method of treating compound fractures, abscess, etc., with observations on the conditions of suppuration*.

Em 1869 sucedeu a seu sogro como professor de cirurgia, em Edimburgo. Em 1877, assumiu a cátedra de cirurgia na universidade de Londres e, em 1897, foi o primeiro médico a ter assento na Câmara dos Lordes.

Morreu em 1912, sendo os seus restos mortais mantidos até hoje na abadia de Westminster, assim como Newton.

Apesar de no início ter sido muito criticado, em alguns anos o seu método de assepsia e antissepsia passaram a ser adotados por todos os cirurgiões.

Como desdobramentos do trabalho de Lister, pode-se citar a introdução da esterilização dos aventais cirúrgicos pelo calor úmido (autoclave), em 1886, pelo alemão Ernst von Bergmann, e a introdução das luvas de borracha esterilizadas, em 1890, pelo cirurgião americano William Halsted.

Halsted desenvolveu as luvas de borracha para proteger as mãos da enfermeira que o assistia na sala de cirurgia, e que depois veio a se tornar sua esposa. Ele também foi o primeiro a empregar a cocaína como anestésico local, tendo se tornado viciado nesta droga, o que acabou por comprometer a sua brilhante carreira de cirurgião. Em 1899 a droga foi substituída pela novocaína, não tendo sido mais empregada com finalidades anestésicas.

O início da odontologia científica

Em 1563, Bartolomeus Eustachius publicou um livro com trinta capítulos, contendo estudos anatômicos dos dentes, onde afirmava, pela primeira vez, que os dentes permanentes tinham a sua própria origem, e não tinham as mesmas raízes dos dentes de leite, como se acreditava à época.

Ambroise Paré, o famoso médico militar francês do século XVI, deu uma importante contribuição para o desenvolvimento da cirurgia oral ao introduzir próteses de ouro ou prata para o fechamento de defeitos do palato.

Até o século XVIII, a odontologia era praticada somente pelos cirurgiões-barbeiros, cirurgiões diplomados e práticos de toda espécie. A atividade profissional se resumia à extração de dentes cariados, quase exclusivamente.

A partir do livro do médico francês Pierre Fauchard, *O cirurgião dentista*, em 1728, ficou clara a necessidade de uma formação específica para quem desejasse atuar nesta área.

Phillip Pfaff, dentista do rei Frederico II da Prússia, publicou em 1756, na Alemanha, outro livro que teve grande influência na prática da odontologia. Ele descrevia como fazer modelos de gesso a partir de impressões em cera. As próteses eram geralmente feitas em madeira, por artesãos, precursores dos protéticos.

O cirurgião inglês John Hunter publicou, em 1771, outro importante livro para o desenvolvimento da odontologia, *A história natural dos dentes humanos*.

A odontologia moderna surgiu nos Estados Unidos, no século XIX, com a primeira escola de odontologia do mundo fundada em 1839, o Colégio de Cirurgia Dental de Baltimore.

A introdução da anestesia, por dois dentistas americanos, Wells e Morton, contribuiu de forma importante para o progresso da odontologia, da mesma forma que para a cirurgia. Em 1899 foi introduzida a novocaína, que passou a ser utilizada como anestésico local.

A Sociedade de Cirurgiões Dentistas de Nova Iorque, criada em 1834, foi a primeira sociedade científica de odontologia do mundo.

Em alguns países como Itália, Espanha e Portugal a odontologia ainda hoje é uma especialidade médica. Para ser dentista é preciso, antes, fazer o curso de medicina.

Na maioria dos países, no entanto, a odontologia é uma ciência independente, devido ao seu alto grau de especialização e às diversas técnicas com que lida.

Billroth e a cirurgia experimental

Theodor Billroth desenvolveu o conceito de cirurgia experimental, trabalhando seus novos conceitos primeiramente em laboratório, para só depois de testados e aprovados passar a utilizá-los na sala de cirurgia.

Foi professor de cirurgia, em Viena, tendo realizado a primeira cirurgia abdominal com sucesso, no dia 29 de janeiro de 1881, sob anestesia com clorofórmio. A paciente, Thèrése Heller, submeteu-se a uma gastrectomia, devido a um tumor. A operação durou 90 minutos e a paciente se recuperou sem problemas.

Nessa época, as cirurgias abdominais equivaliam a uma sentença de morte. Billroth e sua equipe realizaram ainda 41 ressecções devido a câncer de estômago, com êxito em 19 casos.

Uma nova enfermagem

Até o final do século XVII, a enfermagem existiu mais como uma atividade ligada às ordens religiosas, e de uma maneira precária. Também precários eram os hospitais, embora houvesse ordem, disciplina e alguma higiene.

Desse período até a metade do século XIX passaram a contar com leigos totalmente despreparados, exercendo de forma amadorística as suas funções. Nessa época, os hospitais eram imundos e os pacientes morriam mais pelas infecções lá adquiridas do que pelas doenças que os levavam a se internar.

Foi um pastor, Theodor Fliedner, que junto com sua mulher resolveu criar uma escola de enfermagem em 1833, tendo transformado parte de sua residência em asilo para prisioneiras libertadas. Em 1836 fundou a primeira escola de enfermagem de religiosas da Alemanha. Florence Nightingale foi uma de suas alunas.

Nascida em Florença, e filha de ingleses, teve um papel muito importante no desenvolvimento da sua profissão.

A guerra da Criméia foi um conflito entre a Rússia e uma aliança da Inglaterra, França, Turquia e Piemonte. Foi iniciada em 1853 e durou três anos. A situação dos soldados aliados era péssima. Havia muitas mortes, que chegavam a mais de 40% entre os feridos.

Por solicitação do ministro da guerra inglês, Florence foi designada a comandar um corpo de 38 enfermeiras em Scutari, bairro de Constantinopla, em 1854.

Lá, atuando em hospital improvisado - na verdade um quartel abandonado onde se podiam acomodar mil soldados, mas onde se amontoavam quatro mil - conseguiu promover grandes mudanças, que levaram a uma considerável melhoria da sobrevida dos feridos, chegando alguns a relatar que a taxa de mortalidade teria caído para 2%.

Logo que chegou, encontrou um local com o piso sujo, coberto de poeira, com janelas sempre fechadas, onde não havia lavanderia e onde as portas, que se fechavam todas as noites, só eram abertas pela manhã, para a retirada dos mortos. Durante a noite ninguém ficava de plantão para cuidar dos doentes.

Cedo Florence procurou mudar a situação. Enfrentou de forma firme e decidida a burocracia militar e modificou por completo a situação que havia encontrado. Passou a administrar com mais eficiência as condições dos feridos, cuidando da melhoria da alimentação que lhes era servida e do vestuário, para protegê-los do frio, além de outras necessidades básicas de um hospital.

O trabalho de Florence logo teve amplo reconhecimento e, na sua volta à Inglaterra, recebeu a importância de cinqüenta mil libras, que usou para fundar a escola de enfermeiras do Hospital St. Thomas, em 15 de junho de 1860. Suas alunas, depois de formadas, preenchiam todas as vagas existentes nos grandes hospitais ingleses.

Nightingale definia a enfermagem simplesmente como tendo por objetivo "ajudar o paciente a viver". Também deu uma grande contribuição para o surgimento de uma nova enfermeira, voltada para a saúde pública.

Em 1893, chamou a atenção para a necessidade da enfermagem sanitária e insistiu em que a enfermeira, além de cuidar dos pacientes, deveria também ser uma missionária da saúde, atuando como visitadora e dando orientação de saúde nos lares, ou seja, combinando o papel de enfermagem com o de educadora em saúde e de assistente social.

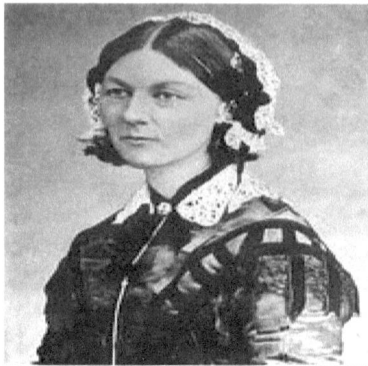
Florence Nithingale

A medicina natural

A medicina natural emprega os procedimentos diagnósticos da medicina tradicional, mas dela se distingue na sua interpretação da origem das doenças e nas suas condutas terapêuticas.

Para os naturalistas, a doença é uma reação curativa e seus sintomas (febre, diarréia, hemorragias, etc.) são apenas manifestações de defesa do organismo.

Para eles, a conduta terapêutica tradicional é errada porque não corrige o desequilíbrio originado pela violação das leis naturais e, pelo contrário, ainda agrava o mal.

Admite a existência de doenças causadas por microrganismos, mas acredita que elas são produzidas após o organismo perder o equilíbrio natural, devido à retenção de produtos tóxicos.

Entre as práticas atuais dessa medicina pode-se citar a aproximação com a natureza, os exercícios físicos, a hidroterapia, evitar a ingestão de alimentos processados, como os embutidos, a ingestão principalmente dos de origem vegetal e não contaminados com agrotóxicos (orgânicos), além de se procurar evitar os excessos alimentares, as bebidas alcoólicas e o fumo.

Com isso, a ingestão de medicamentos deveria ser encarada apenas como último recurso terapêutico.

Em 1796, Cristoph Whilhelm Hufeland publicou *Macrobiótica*, que ainda hoje é considerado um clássico do naturalismo. Nele está contida a base da medicina natural.

O naturalismo está diretamente relacionado ao regime vegetariano, sendo baseado na ingestão de frutas, cereais, vegetais e leite. A doutrina vegetariana tem sua origem na Alemanha, com Theodor Hahn (1824 a 1883), autor dos livros *O paraíso da saúde* e o *Manual da vida sadia*.

O surgimento da Pediatria

A pediatria surgiu a partir do século XIX, como um ramo da medicina interna. Anteriormente os médicos atendiam indistintamente adultos e crianças. Em 1850, a mortalidade infantil na França estava em torno de 20%, tendo permanecido nesse patamar até o final do século. O infanticídio era comum naquele tempo, assim como o abandono de recém-nascidos. Essas crianças, deixadas nas portas das igrejas, invariavelmente morriam. Como paliativo criaram-se as "rodas de abandono", instaladas próximas às portas dos conventos. Em 1830 havia 230 delas, sendo que, apenas em 1833, treze mil crianças tinham sido abandonadas por esse meio. A última "roda de abandono" foi fechada em 1868, devido à queda substancial dessa deplorável prática.

O primeiro hospital pediátrico surgiu em 1802, *Les Enfants Malades*, de Paris. A pediatria seguiu, desde o início, dois cursos paralelos: a puericultura ou o crescimento e desenvolvimento infantil e a especialidade responsável pelo tratamento das doenças das crianças. Em 1815, um trabalho baseado em sete mil casos, definiu a importância do conhecimento do peso da criança ao nascer e que isso representava um bom indicador para o diagnóstico da prematuridade.

A primeira incubadora foi desenvolvida por Stéphane Tarnier, na Maternidade de Port Royal, em 1880. Tarnier foi o primeiro a perceber que a sobrevivência dos prematuros necessitava de isolamento, higiene extrema, alimentação apropriada por intubação nasal e atmosfera úmida.

Uma importante causa de mortalidade infantil, que chegava até a 80%, era a gastrenterite provocada pela contaminação das mamadeiras. Com a introdução das novas técnicas de tratamento do leite, como a pasteurização, a mortalidade infantil entre crianças amamentadas com mamadeiras ficou igual à daquelas que recebiam leite materno.

Houve, ainda, considerável redução da mortalidade por doenças infecciosas. Em 1884, a introdução do soro antidiftérico fez a mortalidade pela doença cair de 73% para 14%.

O último inimigo da cirurgia

Os três inimigos históricos da evolução da cirurgia foram a dor, a infecção e a hemorragia.

O primeiro foi vencido com a descoberta dos anestésicos inalatórios, por Wells e Morton.

O segundo foi parcialmente superado[83] por Pasteur, von Bergman e Lister, por meio do desenvolvimento da técnica asséptica(uso de material esterilizado) e do emprego de antissépticos em cirurgia.

Faltava resolver o problema da hemorragia, que levava o paciente, com freqüência, ao choque (queda acentuada da pressão sanguínea) e à morte, em seguida.

Antes da evolução da hemoterapia, foram tentadas transfusões entre espécies diferentes (carneiro para o homem) e mesmo entre os da mesma espécie, com resultados, muitas vezes, desastrosos.

Em 1900, Karl Landsteiner definiu o caminho a ser seguido para vencer a hemorragia. Descobriu que o sangue humano é dividido em quatro grandes grupos (A, B, AB e O), e que os acidentes de transfusão poderiam ser evitados se o sangue do doador e do receptor fosse compatível, ou se não houvesse na circulação anticorpos de um grupo contra o antígeno (proteína que induz a formação de anticorpos) de outro grupo sangüíneo.

Em 1930, Landsteiner recebeu o prêmio Nobel de Medicina pela sua grande contribuição ao tratamento das anemias e hemorragias.

Em 1940, junto com Wiener, Landsteiner descobriu outro grupo sanguíneo, denominado fator Rh (Rh positivo e Rh negativo), chamado assim porque este fator foi encontrado primeiramente em hemácias de macacos Rhesus.

Outra etapa importante no desenvolvimento da hemoterapia foi a descoberta de que o sangue resfriado, e contendo um anticoagulante (citrato de sódio), podia permanecer viável por várias semanas, o que facilitava a sua estocagem e a possibilidade de ser utilizado a qualquer momento, mesmo em casos de emergência.

Mais tarde, com a descoberta do complexo de histocompatibilidade de leucócitos, o sistema HLA, pelo pesquisador francês Jean Dausset, abriu-se o caminho para o transplante de órgãos, devido à diminuição dos riscos de rejeição entre pessoas com sistemas HLA semelhantes.

O início do diagnóstico por imagem

Wilhelm Konrad Röntgen nasceu em 1845, na Alemanha, e formou-se em física, em Zurique. Foi professor da matéria em várias universidades européias.

Fazendo experiências sobre a condução da eletricidade nos gases, observou que, em meio à escuridão, uma tela de papel coberta com platinocianeto de bário, nas proximidades do tubo de vácuo (coberto com cartolina preta) com que trabalhava, apresentava fluorescência.

Mais tarde veio a descobrir que se tratava da emissão de um tipo de radiação desconhecida, que era capaz de penetrar em corpos densos, impenetráveis pelas ondas da luz visível, proporcionando a formação de imagens em uma tela fluorescente e em um negativo de filme fotográfico.

Röntgen deu o nome de raios X a esta nova radiação por desconhecer a sua origem.

Na verdade, os raios X são radiações eletromagnéticas de pequeno comprimento de onda, que se propagam em linha reta, com a velocidade da luz, ionizando a matéria, incluindo o ar, e podendo ultrapassar, serem absorvidas ou serem refletidas pela matéria, dependendo do átomo utilizado. A radiação é

---

[83] Somente com a introdução dos antibióticos, a partir da descoberta da penicilina, é que a infecção foi superada.

produzida em um tubo onde uma corrente elétrica estimula o pólo negativo (catódio) a liberar elétrons, os quais são atraídos para o pólo positivo (anódio), onde se chocam abruptamente, liberando energia. Dessa energia cinética, 99% dela transforma-se em calor e somente 1% em raios X. Sem o estímulo elétrico não há emissão de radiação.

A primeira radiografia de Röntgen foi tirada da mão esquerda de sua mulher, onde se podiam ver os ossos e o anel de casamento. Era uma imagem pouco nítida, mas em que se percebiam perfeitamente os ossos dos dedos.

A partir do seu início, a radiologia permitiu um grande avanço no diagnóstico de diversas doenças e lesões, como pneumonias, vários tipos de câncer e fraturas.

Em 1897, foi introduzido o bismuto como composto radiopaco, no estudo do trato gastrintestinal de animais. Posteriormente foi também utilizado em humanos e, a partir de 1904, foi substituído pelo bário.

Em 1929, o iodeto de sódio foi primeiramente usado como contraste em arteriografias, o que ajudou bastante na localização de tumores e outras lesões cerebrais.

Röntgen recebeu o primeiro prêmio Nobel de Física em 1901. Morreu em 1922, praticamente esquecido pelas novas gerações.

Harrison(Criador da cultura de tecidos)

Ross Granville Harrison nasceu na Pensilvânia, em 13 de janeiro de 1870. Considerado brilhante pelos seus contemporâneos, cedo se interessou pelo estudo da embriologia na Universidade John Hopkins.

Depois foi para a Alemanha, onde em 1899 formou-se em medicina. Em 1907, trabalhando com células nervosas vivas, em condições assépticas, conseguiu mantê-las por até quatro semanas. Seu trabalho foi publicado em 1907 no *American Journal of Anatomy*, com o título *Observations on the living developing nerve fiber.*

Apesar de nunca ter recebido o prêmio Nobel, o trabalho de Harrison permitiu que a medicina desse um grande salto, como quando os vírus passaram a ser cultivados em culturas celulares. Com isso, propiciaram o desenvolvimento de várias vacinas, como as da poliomielite, influenza e do sarampo. Seu trabalho muito contribuiu, também, para a genética, que ainda hoje utiliza culturas celulares na realização do mapeamento cromossômico.

Ehrlich(Fundador da quimioterapia moderna)

Filho de um zelador de hospedaria nasceu em 1854 e formou-se em medicina em 1878. Desde cedo Paul Ehrlich interessou-se pela química, devido à influência de um parente, primo de sua mãe, Carl Weigert, patologista que introduziu as técnicas microscópicas de coloração, com derivados da anilina.

Desenvolveu uma série de pesquisas nas mais diversas áreas. Tinha predileção por estudar os corantes. Acreditava que se eles eram capazes de corar os micróbios, também poderiam (quando associados a moléculas capazes de causar dano) levar à sua destruição.

Em 1889 foi trabalhar, como assistente, com Koch. Desenvolveu uma técnica de coloração que permitia visualizar melhor o bacilo da tuberculose e que era baseada na álcool-ácido resistência do Mycobacterium.

Junto com outro alemão, Emil von Behring, desenvolveu a produção passiva de anticorpos (soroterapia) contra a difteria. Como Behring patenteou essa técnica, o que o tornou muito rico, o relacionamento entre os dois tornou-se tenso e distante.

Desenvolveu a chamada teoria da cadeia lateral, que foi a precursora da moderna teoria da formação dos anticorpos e também serviu de guia para o desenvolvimento de novas drogas, a partir de um composto original.

Utilizou esta estratégia para procurar uma droga que viesse a curar as mais diversas infecções e parasitoses.

A partir de uma substância orgânica, em anel, com uma cadeia lateral contendo um átomo de arsênico (atoxil), passou a fazer modificações em sua estrutura química, visando descobrir a tal droga capaz de eliminar todas as doenças.

Na versão de sua teoria relacionada à quimioterapia, Ehrlich acreditou que poderia manipular o atoxil de forma a encontrar, por meio de reações químicas controladas, novas cadeias laterais mais eficientes.

Em 1909, juntamente com um de seus assistentes mais brilhantes, o médico Sahachiro Hata, encontrou um dos derivados do atoxil, de número 606, que se mostrou capaz de curar a sífilis em animais de laboratório.

Este produto, a que foi dado o nome comercial de Salvarsan, foi anunciado como a primeira droga capaz de tratar a doença, em 1910.

Em 1908 recebeu o prêmio Nobel de medicina, por sua teoria da imunidade. O prêmio foi dividido com o russo Elie Metchnikoff, que desenvolveu estudos sobre a fagocitose, mecanismo básico de defesa do organismo.

Ehrlich foi, ainda, o fundador da hematologia. Classificou os leucócitos de acordo com a presença ou não de grânulos; diferenciou as leucemias; mostrou que a leucocitose é uma resposta da medula óssea às infecções e outros estímulos; estudou a anemia aplástica e deu as bases para a diferenciação citoquímica das diversas células envolvidas com o sangue.

Seus trabalhos com corantes de ação antimicrobiana foram precursores do descobrimento das sulfas, três décadas depois, por Gerhard Domagk.

Morreu em 1915, e poucos fizeram tanto como ele pelo desenvolvimento da medicina. Paul Ehrlich foi, sem nenhuma dúvida, um dos maiores gênios da humanidade.

Gehrard Dogmak (O descobrimento da sulfa)

Gerhard Joahannes Paul Dogmak nasceu em 1895, sendo filho de um diretor de escola em Lagow, Brandenburgo, Alemanha.

Formou-se em medicina na Universidade de Kiel, tendo sido voluntário durante a I Guerra Mundial.

Após o término da guerra desenvolveu estudos sobre infecções causadas por bactérias na Universidade de Greifswald.

A partir de 1925 tornou-se professor na Universidade de Münster, além de trabalhar nos laboratórios da indústria Bayer.

Pouco depois foi nomeado diretor do Instituto Bayer de Patologia e Bacteriologia, onde deu continuidade aos estudos de Josef Klarer e Frietz Mietzch sobre o uso de corantes como antimicrobianos.

Esses estudos foram consequência do trabalho de um jovem austríaco, Paul Gelmo, que havia desenvolvido, ainda em 1908, uma tese sobre um derivado de carvão, a que dera o nome de para-amino-benzeno-sulfonamida. Ele descobriu o produto na literatura relacionada a pigmentos ou corantes, mas ainda sem nunca ter sido utilizado para qualquer finalidade.

Inicialmente acreditou-se que o produto só teria valor como pigmento para a indústria de tecidos, mas Dogmak e seus colegas do Instituto Bayer vislumbraram a possibilidade de utilizar esse grupo de substâncias de forma semelhante a que Erlich havia feito com o atoxil e lhe deram o nome de Prontosil.

Inicialmente, de forma dramática, já que nada mais havia à época para utilizar, Dogmak, com o uso da sulfa, tratou uma grave infecção estreptocócica em sua própria filha, dessa maneira impedindo a amputação de sua perna.

Depois, ainda em 1932, após testes com camundongos infectados experimentalmente com estreptococos, verificou que, diferentemente do esperado, os animais sobreviviam à infecção quando também recebiam a droga.

Finalmente, em 1936, houve a confirmação que faltava para a confirmação da importância da sulfa. Um médico inglês, Leonard Colebrook, em uma maternidade londrina, a Queen Charlotte's Hospital, tratou 38 casos de febre puerperal com o uso do Prontosil, sendo que somente três delas vieram a falecer, quando o esperado era que nenhuma sobrevivesse.

Estava comprovada a importância da descoberta de Dogmak e a partir daí a sulfa passou ser considerada uma importante arma terapêutica, sendo utilizada até os dias de hoje.

Em 1939, Dogmak foi indicado para receber o Prêmio Nobel de Medicina pela descoberta da primeira droga efetiva contra infecções bacterianas, mas foi impedido pelos nazistas de receber o prêmio, o que só veio a ocorrer em 1947, após o término da II Guerra Mundial.

Marie Curie (Uma grande cientista)

"A humanidade necessita de sonhadores, para quem o desenvolvimento desinteressado de seu trabalho seja tão cativante que seja impossível para eles dedicar alguma atenção a seu proveito pessoal", foi o que disse Marie Curie, que junto com seu marido, Pierre, isolou o rádio, elemento químico extraído da uraninita, de potente capacidade radioativa.

Por sua descoberta, Pierre e Marie Curie receberam o prêmio Nobel de física de 1903. Em 1906 Pierre morreu atropelado por uma carruagem. Marie continuou trabalhando em suas pesquisas, e ainda veio a receber, mais tarde, o prêmio Nobel de química.

Apesar de toda a sua capacidade, e mesmo tendo recebido tantos prêmios, a Academia Francesa de Ciências vetou-a como sócia, devido à sua condição feminina.

Suas investigações foram continuadas por uma de suas filhas, Irène Curie Joliot, que junto com o marido, Frédéric Joliot, descobriu que a radioatividade poderia ser induzida em alguns átomos normais por meio da formação de isótopos.

Em 1935, também o casal Joliot recebeu o prêmio Nobel de química.

Entre os desdobramentos das descobertas desta brilhante família, pode-se citar a radioterapia de tumores e o desenvolvimento de substâncias marcadas, ou radioativas, empregadas para diagnóstico de doenças (como o radioimunoensaio).

Oswaldo Cruz (Nosso maior sanitarista)

"Desde o primeiro dia que nos foi facultado admirar o panorama encantador que se divisa quando se coloca os olhos na ocular de um microscópio, sobre cuja platina está uma preparação; desde que vimos, com o auxílio deste instrumento maravilhoso, os numerosos seres vivos que povoam uma gota de água; desde que aprendemos a lidar, a manejar com o microscópio, enraizou-se em nosso espírito a idéia de que os nossos esforços intelectuais de agora em diante convergiriam para que nos instruíssemos, nos especializássemos em uma ciência que se apoiasse na microscopia". Assim se expressou Oswaldo Gonçalves Cruz, no primeiro parágrafo de sua tese de conclusão do curso de medicina, *A veiculação microbiana pelas águas,* em 1893.

Filho de médico, Dr. Bento Gonçalves Cruz, por quem nutria grande admiração, Oswaldo Cruz perdeu o pai no dia em que apresentou sua tese à faculdade.

Permaneceu no Rio de Janeiro por três anos, trabalhando em um laboratório recebido de presente de casamento, de seu sogro.

Em 1896 viaja para Paris, junto com a família. Freqüenta o Instituto Pasteur, onde aperfeiçoa seus conhecimentos de bacteriologia. Faz, também, estágio no serviço de urologia do Prof. Félix Guyon. Permanece na França por três anos.

Após retornar ao Brasil, em outubro de 1899, é convidado pelo ministro da saúde para, junto com Adolfo Lutz e Vital Brazil, investigar a origem de uma epidemia que estava ocorrendo em Santos. Havia suspeitas de que poderia tratar-se de peste bubônica.

Seu relatório, encaminhado em 12 de novembro, conclui que realmente tratava-se de peste. Depois de Santos, a epidemia se estendeu a S. Paulo, Rio de Janeiro, Niterói e outras cidades do país.

No Rio, o primeiro caso foi diagnosticado em 7 de janeiro de 1900. Tornou-se então uma endemia, sendo que, em dezembro de 1905, 2.401 pessoas morreram dessa doença na capital do país.

As medidas tomadas por Oswaldo Cruz para o combate a essa e outras endemias brasileiras foram apresentadas em um relato feito na 3ª Convenção Sanitária Internacional, realizada na cidade do México, em 1907, da seguinte forma:

Febre amarela - campanha contra o vetor (Aedes aegypti), por meio de uma força constituída por um médico inspetor, dez inspetores auxiliares, setenta e cinco estudantes de medicina e mil guardas sanitários.

O pessoal estava dividido em três grupos encarregados de:
1. Isolamento dos doentes e fumigação das casas.

2. Eliminação sistemática dos mosquitos, secando os depósitos temporários de água ou lançando sobre os viveiros petróleo misturado com creolina, ou por meio de peixes que comiam as larvas do mosquito.
3. Proteção das cisternas e outras fontes de água.
4. Fiscalização dos receituários médicos, verificação de óbitos e vigilância médica das pessoas não imunes residentes nos focos.

Peste bubônica – desinfecção bactericida e parasiticida por meio de fenóis e cresóis, visando a destruição do bacilo e da pulga transmissora (Pulex cheops), pela vigilância dos domicílios ou por comunicação dos interessados.

Nesta desinfecção, as soluções eram usadas em temperatura elevada, e os soalhos eram levantados para a desinfecção completa.

A guerra contra o rato era outra medida tomada e feita pela impermeabilização do solo de todas as casas vizinhas dos focos e pela caça sistemática aos roedores.

A inoculação preventiva do soro antipestoso era feita quando permitida. O soro era produzido pelo Instituto Manguinhos.

O isolamento sistemático e indistinto de todos os doentes em um hospital, e a desinfecção dos objetos que manipulavam, completava as medidas usadas.

Malária – guerra contra o mosquito nas cidades e profilaxia clínica com quinina, por três dias, nos locais de maior incidência da doença.

Só para se ter uma idéia do que foi a epidemia de febre amarela no Rio de Janeiro daquela época, basta dizer que no ano de 1892 houve 4.312 mortes pela doença e, em 1909, após as medidas tomadas por Oswaldo Cruz, não houve mais nenhum caso.

Quanto à varíola, tentou implantar a vacinação obrigatória no nosso país, mas não conseguiu devido à forte reação popular e à forma como foi regulamentada a vacinação.

Dirigiu o Instituto Manguinhos, que em 1908 passou a se chamar Instituto Oswaldo Cruz.

Em 1912 foi eleito para a Academia Brasileira de Letras, passando a ocupar a vaga do poeta Raimundo Correia.

Oswaldo Cruz morreu em 1917, mas deixou como principal legado o maior instituto de pesquisas do país, referência internacional como instituição voltada para a pesquisa e o desenvolvimento na área da saúde pública.

A revolta da vacina

No Rio de Janeiro, só em junho de 1904, apenas no Hospital de S. Sebastião, haviam sido notificados mais de 1800 casos de internação por varíola.

No Brasil havia diversos focos endêmicos da doença e isso acarretava grande preocupação para as autoridades, além de consideráveis perdas para a economia do país.

Um projeto de lei que instituía a obrigatoriedade da vacinação contra a varíola foi então apresentado ao Congresso pelo senador alagoano Manuel José Duarte.

Aprovado quatro meses depois, a regulamentação da obrigatoriedade da vacina, elaborada por Osvaldo Cruz e publicada em 9 de novembro de 1904, foi o que desencadeou a revolta popular.

Por ser uma sociedade de moral consideravelmente recatada, a exposição por estranhos de partes íntimas do corpo de suas mulheres, mães e filhas causava, em muitas pessoas, grande revolta e indignação.

Por não ter tido qualquer preocupação em conscientizar e preparar psicologicamente a população, de quem só se esperava total submissão, a revolta é um belo exemplo de como não se deve realizar uma campanha de vacinação.

A revolta começou no dia seguinte à publicação das normas de aplicação da vacina e só terminou no dia 16 de novembro, com a revogação, pelo governo, de sua obrigatoriedade.

No período da revolta houve numerosos conflitos entre populares - especialmente os das camadas mais pobres - e a força policial. Até o Exército e a Marinha participaram da repressão.

Ao final do conflito foram contados 23 mortos, além de 90 feridos e diversas pessoas foram presas e banidas para o Acre.

Carlos Chagas(A tripanosomíase americana)

Carlos Ribeiro Justiniano Chagas, primeiro dos quatro filhos de José Justinano Chagas e Mariana Cândida Ribeiro Chagas, nasceu em nove de julho de 1878, na Fazenda Bom Retiro, perto de Oliveira, Minas Gerais.

Órfão de pai aos quatro anos, Chagas passou a infância em outra fazenda da família, em Juiz de Fora, onde sua mãe administrava o cultivo de café.

A convivência com os tios maternos – dois advogados e um médico – fez com que, desde cedo, manifestasse vontade de avançar nos estudos, com especial interesse pela medicina.

Em 1897, matriculou-se na Faculdade de Medicina, no Rio de Janeiro.

Em 1902, procurou o então diretor do Instituto Manguinhos, Dr. Oswaldo Cruz, para que lá pudesse desenvolver sua tese de doutoramento em medicina, sobre os estudos hematológicos da malária.

Com o aval do diretor, em dois anos concluiu a sua tese.

Impressionado com a capacidade de trabalho e com o conhecimento científico demonstrados pelo jovem médico, Oswaldo Cruz convidou-o, em 1903, para trabalhar em Manguinhos.

Em julho de 1904, casou-se com Íris Lobo, filha do senador mineiro, Fernando Lobo, e dessa união nasceram Evandro Chagas (1905) e Carlos Chagas Filho (1910), sendo que ambos se tornaram importantes cientistas.

A partir de 1907, Carlos Chagas passa a desenvolver pesquisas junto com Cruz, além de outros grandes cientistas nacionais e estrangeiros, como Arthur Neiva, Rocha Lima, Gustav Giemsa, von Prowazeck e Max Hartmann, este um grande especialista em protozoários, que teve muita importância no desenvolvimento científico do jovem médico.

Em 1909, a pedido de Oswaldo Cruz, parte para o interior para investigar um surto de malária que estava dificultando os trabalhos de construção da Estrada de Ferro Central do Brasil, em trecho próximo a Pirapora, Minas Gerais, em um vilarejo chamado Lassance.

Neste local, além da malária, Chagas encontra uma nova doença muito freqüente, onde as pessoas acometidas se queixavam de um incômodo no peito, e apresentavam arritmias, sinais de insuficiência cardíaca, além de ser comum haver casos de morte súbita.

Além de combater o surto de malária, Chagas se debruçou na investigação dessa nova doença, quando soube, por um dos engenheiros da ferrovia, que nas casas simples dos moradores da região (habitações de barro com muitas frestas, onde os insetos se escondiam), havia uma grande quantidade de insetos hematófagos.

À noite, estes insetos picavam a área descoberta do corpo das pessoas, geralmente o rosto, daí porque eram conhecidos como "barbeiros".

Examinando o tubo digestivo destes insetos, Chagas encontrou um novo tipo de protozoário, que tinha características diferentes de todos os outros que conhecia.

Passou então a pesquisar a possível relação desse microrganismo com a doença que acabara de conhecer.

Em 26 de outubro de 1910, a Academia Nacional de Medicina ouviu Carlos Chagas falar sobre a tripanosomíase americana. Dessa doença, foi o descobridor do agente etiológico, o Trypanosoma cruzi; do vetor, o Triatoma infestans; e das características da doença, tanto em sua forma aguda como crônica. Isso é, até hoje, um caso excepcional na história da medicina.

Em 1917, com a morte de Oswaldo Cruz, Chagas assumiu a direção do Instituto de Manguinhos, cargo em que permaneceria durante o restante da vida.

Em 1919, foi nomeado para a Diretoria Geral de Saúde Pública, que, meses depois, iria se transformar em Departamento Nacional de Saúde Pública, tendo Chagas sido seu diretor de 1920 a 1926.

Em 1923, fundou, No Rio de Janeiro, a Escola de Enfermagem Anna Nery e em 1926, organizou o Curso Especial de Saúde Pública como especialização na Faculdade de Medicina do Rio de Janeiro e que representou um marco na criação da carreira de sanitarista em nosso país.

Calcula-se que haja atualmente, no Brasil, em torno de 3,5 milhões de pessoas infectadas pelo agente da doença descoberta por Carlos Chagas.

Por ser uma doença com forte envolvimento econômico e social, seu controle só será efetivamente obtido quando a população rural do nosso país vier a ter melhores condições de vida. Casas de boa qualidade e maior controle dos agentes transmissores (barbeiros) por meio do uso de inseticidas mais eficientes que o DDT, para o qual já existe muita resistência, é fundamental. Além disso, é crítico o controle da qualidade do sangue para se evitar a transmissão por meio de transfusão, como pode ocorrer caso o doador seja portador da doença.

Recentemente foram descritos ainda casos de transmissão da doença por meio da ingestão de alimentos contaminados (caldo de cana, açaí, etc), o que pode ser explicado pelo fato de que ao ser triturado durante a moagem o inseto contaminado libera milhares de protozoários de seu intestino e que permanecem viáveis por várias horas, podendo assim penetrar no organismo humano pelo trato intestinal quando ingeridos junto a algum produto.

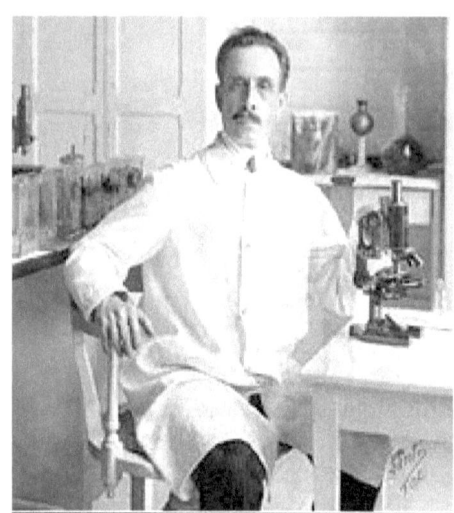
Carlos Chagas

Juliano Moreira (O novo modelo psiquiátrico brasileiro)

Juliano Moreira nasceu em Salvador, em 1873, e faleceu no Rio de Janeiro, em 1933. A contribuição desse médico afrodescendente ao desenvolvimento da psiquiatria brasileira foi significativa, conforme diversos estudos publicados no país e no exterior[84].

Antes dele, a doença mental é encarada de forma preconceituosa, onde se enfatiza o critério moral sobre a doença em si, ou seja, a noção de desordem do comportamento prevalece sobre a importância de desordem intelectual como elemento formulador da psicopatologia.

A doença mental no Brasil era descrita a partir de sintomas, apresentando ainda o enfoque de Pinel e Esquirol e que considerava a existencia de diferentes formas de loucura: a demência e a idiotia se caracterizariam pela desrazão; já os delírios e desordens da inteligência pela predominância das paixões e que representariam as monomanias. Essas seriam determinadas por uma lesão parcial da inteligência, pela afetividade, constituindo-se assim em uma desordem do comportamento.

A alienação sendo considerada como desordem do comportamento implicaria em se ter como objetivo reeducar o alienado, ou seja, a orientação de um tratamento deveria ser eminentemente moral.

Essa idéia prevaleceu na construção dos hospícios do século XIX e que foram espaços criados para isolar o alienado do ambiente colaborador para o desenvolvimento dos seus vícios, além de possibilitar a presença do médico, que seria importante fator de recuperação do enfermo pela sua capacidade de impor uma reordenação de sua forma de pensar e de se comportar.

---

[84] Oda, A. M.; Piccini, W.; Dalgalarrondo, P. Juliano Moreira: Founder of Scientific Psychiatry in Brazil. Am. J. Psychiatry 162:4, April 2005.

A concepção de degeneração atuando sobre o psicológico era consequência principalmente do conhecimento de que determinadas patologias – epilepsia, sífilis, dependência química - poderiam desencadear uma psicopatologia.

Somado a isso se pode acrescentar a questão da hereditariedade, que era encarada como importante fator contribuinte para a degenerescência, além da questão racial, pelo fato de à época ser comum confundir-se raça com classe social, sem levar em conta o acesso diferenciado à educação e, em consequência, a uma melhor qualidade de vida daqueles que detinham maior poder aquisitivo e fossem oriundos de um nível social mais elevado.

Em 1903 Juliano Moreira inicia uma nova gestão no Hospital Nacional de Alienados, no Rio de Janeiro, tratado até então como uma casa de detenção de loucos, não havendo tratamento adequado, nem disciplina ou sequer fiscalização.

A partir daí, providenciou a realização de uma ampla reforma no hospital e que somente foi concluída no ano seguinte.

Entre as diversas modificações realizadas, podem-se citar as novas instalações da cozinha, da lavanderia e do necrotério; um gerador de eletricidade destinado a fornecer energia constante ao hospício; uma biblioteca médica e uma para os enfermos; e foram ainda construídos novos pavilhões (um para crianças, outro para epilépticos e alas separadas por sexo para portadores de doenças infecciosas intercorrentes).

O pavilhão-escola, dedicado exclusivamente a crianças, oferecia tratamento especializado diferente do ministrado aos adultos. Contava com sala com aparelhos de ginástica, curso para educação escolar, camas apropriadas e um jardim geométrico, para melhor conhecimento de formas e relevo.

Foi ainda criado um laboratório de anatomia patológica, um gabinete de psicologia experimental e um serviço cirúrgico permanente.

Havia ainda outro pavilhão construído para a realização de ofícios, entendidos como ferramentas de disciplinarização e tratamento. O espaço abrigava oficinas de ferraria e bombeiro; mecânica elétrica; carpintaria e marcenaria; tipografia e encadernação; sapataria; colchoaria; vassouraria e pintura; tapeçaria; fabricação de flores e costura. Tudo isso contribuía para dar ao doente mental um tratamento mais digno e eficiente, o que não era a norma até então.

Juliano Moreira foi ainda responsável por iniciar, no Brasil, estudos sobre a epilepsia, o alcoolismo e a sífilis como possíveis causas de delírios e que poderiam levar à loucura e, ainda, em decorrência, como causas relevantes de delinquência e de criminalidade. Com seu trabalho, contribuiu ainda para combater o racismo, à época muito comum em nosso país.

Baseado na teoria de Kraepelin – psiquiatra alemão que foi importante para o desenvolvimento da psiquiatria moderna -, Juliano Moreira considera a diferença entre demência e paranoia, essa encarada como resultado da incapacidade do indivíduo de se adaptar ao social, mantendo um egocentrismo primitivo. A saúde mental passa então a ser definida pela noção de equilíbrio do comportamento do homem com o meio social, em franca oposição à visão anterior que era eminentemente moral.

A descoberta da insulina

Em 1869, um estudante de medicina alemão, chamado Paul Langerhans, observou que no pâncreas havia dois tipos de células, as células acinares, que secretavam enzimas digestivas, e células aglomeradas em ilhas ou ilhotas, o que sugeria uma possível nova função para elas.

Os primeiros relatos da retirada do pâncreas e do desenvolvimento do diabetes mellitus foram registrados por von Mering e Minkowski, em um artigo publicado em 1889. No entanto, somente em 1922 um trabalho publicado por Frederick G. Banting fez o relato do resultado satisfatório obtido com o tratamento de sete pacientes diabéticos pelo uso de extrato pancreático, contendo uma substância denominada - por Banting - de insulina, devido à localização das células produtoras do hormônio. Para ajudá-lo a descobrir a insulina, Banting contou com o apoio de um estudante do 4º ano do curso de medicina de Toronto, chamado Charles Best.

Banting acreditava que só conseguiria extrair o hormônio envolvido no diabetes se impedisse a sua degradação pela ação proteolítica do suco pancreático, que era liberado através dos ductos do órgão. Fez, então, ligadura dos ductos, o que levou à posterior degeneração dos tecidos acinares, permanecendo intactas as células das ilhotas. Extraiu, posteriormente, o extrato pancreático com álcool e ácido, que se mostrou efetivo em reduzir os níveis de glicose no sangue.

O primeiro paciente tratado por eles foi Leonard Thompson, um garoto de 14 anos, que chegou ao Hospital Geral de Toronto com glicemia de 500 mg% (a taxa normal varia de 70 a 99 mg%) e com uma diurese diária de 3 a 5 litros. Apesar de se submeter a uma dieta rígida (450 kcal por dia), seu diabetes estava totalmente descontrolado e sua morte era iminente. Após a administração dos extratos de Banting e Best, houve uma considerável mudança clínica e laboratorial. Sua glicemia passou para níveis próximos a 100 mg% e o rapaz teve uma melhora significativa de saúde. A suspensão do tratamento, por outro lado, revertia todo o processo, o que demonstrava a importância da administração do novo tipo de tratamento.

Posteriormente, Banting conseguiu a adesão do professor de fisiologia, Macleod, que levou à purificação e maior produção do hormônio. Em 1923, Banting e Macleod dividiram o prêmio Nobel de Medicina e Fisiologia. Banting anunciou que iria dividir a sua parte com Best, em consideração à sua contribuição nas pesquisas iniciais da descoberta da insulina.

Em 1953, Frederick Sanger conseguiu determinar a sequência completa da molécula de insulina, tendo recebido por isso o prêmio Nobel de química, em 1958.

Fleming (A descoberta da penicilina)

Alexander Fleming nasceu na Escócia, em 1881. Formou-se em medicina e em 1922 descobriu que nas secreções, como muco nasal, saliva e lágrima havia uma enzima que destruía as bactérias, por ele chamada de lisozima.

Em 1928, ao estudar variantes de uma bactéria chamada estafilococo, após deixar uma placa vários dias sobre a bancada de seu laboratório no Hospital St. Mary, em Londres, observou a presença de um fungo contaminante, da espécie Penicillium notatum.

O fato interessante, que lhe chamou a atenção, era um halo de inibição do crescimento bacteriano ao redor da colônia do fungo.

Pelos conhecimentos que adquirira estudando a lisozima, Fleming acreditou que esta inibição seria conseqüência de algum tipo de substância semelhante, produzida pelo Penicillium.

Passou então a trabalhar com o fungo em caldo de cultura, e pôde verificar que ele produzia uma substância que provocava uma forte inibição no crescimento de vários micróbios. Como o fungo pertencia ao gênero Penicillium, deu a esta substância o nome de penicilina.

Em 1929, Fleming publicou o primeiro trabalho científico sobre a penicilina, mas só em 1940 - com o apoio dos pesquisadores Howard Florey e Ernst Chain - foi possível produzir a penicilina em sua forma mais purificada.

Em um teste, Florey e Chain injetaram cinqüenta camundongos com uma dose letal de uma bactéria, o estreptococo. Vinte e cinco animais foram injetados com penicilina a cada três horas, por um período de 45 horas. No final de dez dias, 24 dos 25 camundongos tratados tinham sobrevivido. Por outro lado, todos os 25 camundongos controle, que não receberam o antibiótico, morreram.

Estes resultados foram publicados em agosto de 1940, na revista Lancet, sendo recebidos com muito entusiasmo por todos.

Estava inaugurada uma nova etapa das ciências da saúde. Por seus trabalhos no desenvolvimento da penicilina, Fleming, Florey e Chain dividiram o prêmio Nobel de medicina, em 1945.

Freud e a criação da psicanálise

A psicanálise veio preencher um espaço surgido após o grande desenvolvimento obtido pela neurologia e pela psiquiatria durante o século XIX.

O termo psicanálise está relacionado a um método de investigação para estudo das regiões mais íntimas e ocultas do espírito; a uma teoria que se elabora com os resultados dessa análise e a uma técnica que tem por finalidade adotar o método analítico no tratamento dos desequilíbrios da mente.

A psicanálise é a única ciência que exerce profundamente a auto-reflexão, ou a reflexão sobre as motivações de ordem subconsciente, pessoal e emotiva que vão, de maneira insensível, condicionando o conhecimento e formando a personalidade de cada um.

Pinel, no final do século XVIII, havia implantado grandes mudanças no tratamento das doenças mentais com a sua reforma hospitalar. O conjunto de medidas não físicas que preservavam e melhoravam moralmente o doente mental, além de evitar as freqüentes iatrogenias, constituíram o núcleo dessas reformas.

A psicoterapia passa a ter um caráter mais científico a partir das escolas de Nancy, sob o comando de Hippolyte Bernheim (1840 a 1919) e de Paris, com Jean Martin Charcot (1825 a 1893). A psiquiatria francesa estava dividida entre estas duas escolas, que divergiam a respeito de algumas questões, como as relativas à histeria e ao emprego da hipnose como meio semiótico.

Charcot acreditava que o estado de hipnose era essencialmente igual ao da histeria, deduzindo que a facilidade de uma pessoa para se deixar sugestionar pela hipnose significava uma histeria latente. Duvidava, em consequência, de atribuir qualquer valor ao hipnotismo para o tratamento de distúrbios mentais.

Bernheim, por sua vez, discordava das teorias de Charcot sobre a histeria e sobre a correspondência entre hipnose e comportamento neurótico.

Enquanto isso, por meio dos estudos de Charles Bell, François Magendie, Brown-Séquard, Paul Broca e Claude Bernard, a neurologia e a neurofisiologia deram considerável apoio ao diagnóstico e à compreensão de uma série de doenças, antes pouco conhecidas e de fundamento fisiopatológico nebuloso.

Sigmund Freud (1856 a 1939), nascido em Freiberg, pequena cidade da Moravia, formou-se em medicina em 1881, em Viena. Depois estudou em Paris, de 1885 a 1886, com Charcot com quem aprendeu as relações existentes entre a histeria e a sexualidade. A tese de Charcot era a de que na base desses casos havia sempre um trauma sexual, que sua lembrança era ocultada pela mente dos histéricos.

Mais tarde desenvolveu junto com o médico austríaco Josef Breuer uma técnica em que os pacientes podiam discutir seus problemas emocionais por livre associação. O procedimento desencadeava poderosas forças, que arrastavam pensamentos incontrolados na direção do conflito psíquico, acabando por resolver o quadro neurótico então existente. Breuer criara assim o método catártico e descobrira a íntima relação existente entre os sintomas histéricos e certos traumas de infância. No livro que ambos publicam sobre histeria, em 1895, ressaltam o significado etiológico da vida sexual nas neuroses.

Segundo sua doutrina, a memória de eventos passados joga um importante papel na vida das pessoas e os conflitos mentais frequentemente produzidos por tais memórias podem ser removidos quando trazidos até a superfície (ao consciente). Isso se o conflito for adequadamente compreendido por meio de um longo processo de pesquisa a partir do inconsciente, que tem como uma de suas características nunca esquecer o que nos acontece.

Mais tarde, Freud rompe com Breuer e passa a desenvolver ainda mais o método de livre associação de idéias. Isso o leva aos dois fundamentos que formam a base da psicanálise, a resistência (mecanismo de defesa que o paciente apresenta ao sentir que se revelam suas experiências recalcadas) e a transferência (o vínculo emocional entre o paciente e o analista).

De forma resumida, pode-se ainda dizer que a psicanálise tenta compreender a base do comportamento humano a partir de três conceitos fundamentais:

a) A existência de uma mente inconsciente, demonstrada por meio de exemplos como os fornecidos pelos sonhos, esquecimentos seletivos e eventos pós-hipnóticos.
b) O determinismo psíquico, que diz que nada ocorre por acaso, ou que todos os eventos psíquicos são determinados por outros fatos ou acontecimentos.
c) O mecanismo de repressão, que impede que eventos demasiadamente dolorosos aflorem à consciência.

A Interpretação dos Sonhos é considerado o marco de fundação da psicanálise. Freud foi o primeiro pesquisador a transformar o sonho em objeto de ciência. Segundo ele, os sonhos não são produtos do acaso, mas conteúdos do nosso inconsciente tentando chegar à consciência. Publicado em 1900, com tiragem de 600 exemplares, o livro teve apenas 351 unidades vendidas após dois anos de ter sido editado. O próprio Freud queixou-se, em *História do Movimento Psicanalítico*, de que seu livro "nem sequer foi comentado na literatura especializada e, nos poucos casos em que isto ocorreu, foi criticado com superioridade compassiva ou com sarcasmo".

Enquanto a psicoterapia tradicional procura - através da sugestão, persuasão ou outros métodos repressivos - agregar algo para modificar a imagem da personalidade, a psicanálise trata de liberar a personalidade daquilo que a está impedindo de tomar a sua forma autêntica.

Seguindo um modelo citado por Freud, a psicoterapia tradicional corresponderia a pintar de cores uma tela vazia, enquanto a psicanálise agiria como o escultor que trabalha o mármore até surgir a imagem que nele estava escondida.

O método que a psicanálise usa é uma forma de comunicação, verbal e não verbal, que permite que o paciente resgate de seu inconsciente o trauma psicológico que gerou o processo neurótico.

O analista atua como um espelho, que só reflete o que lhe é mostrado. Descobrindo o inconsciente e suas leis, a pessoa analisada poderá resgatar elementos de sua personalidade que ficaram adormecidos.

Para Freud, a natureza humana nada tem de generosa. A convivência entre os homens dependeria da internalização da agressividade natural do ser humano, com um desvio da direção do objeto externo e seu retorno para o próprio indivíduo.

Segundo Mac Lean[85], o cérebro humano contém uma parte mais primitiva, o paleocéfalo; uma intermediária, o mesocéfalo; e uma mais recentemente desenvolvida, o córtex, que nos seres humanos é mais desenvolvido que nos outros animais, sendo chamado de neocórtex. O paleocéfalo, herdeiro do cérebro dos répteis, seria a fonte da agressividade e das pulsões. O mesocéfalo, oriundo dos antigos mamíferos, estaria ligado à afetividade e à memória de longo prazo. Já o neocórtex seria a sede dos pensamentos e raciocínio mais elaborados, característicos da espécie humana. Nem sempre há harmonia entre esses três níveis de complexidade mental. Ora predomina um, ora outro. A resultante desse eterno conflito é a ação média de cada pessoa, ao longo de sua existência.

Vivemos sob a influência de duas pulsões básicas, ou tanáticas e eróticas, e a renúncia a elas desenvolveria o nosso superego, ou a base da instância moral que nos limita. O ser humano deve então aceitar a renúncia parcial à onipotência da

---

[85] Em *The Neurosciences*, Rockefeller University Press, 1970.

pulsão para poder conviver socialmente. A maturidade psíquica seria o resultado da passagem gradativa do funcionamento mental marcado pelo prazer (como no narcisismo infantil) para um outro influenciado pelo princípio da realidade, ou a passagem gradativa à maturidade psíquica, onde há um amadurecimento da mente, com um espaço maior para o altruísmo e a gratidão.

Jonathan Lear, professor de Filosofia da Universidade de Chicago, sustenta ser a psicanálise essencial à convivência em uma sociedade democrática, por ser uma técnica que permite que significados obscuros e motivações irracionais cheguem à superfície da consciência, podendo ser adequadamente trabalhados. Com isso possam tornar-se menos capazes de aflorar sob formas violentas e incompreensíveis, como têm ocorrido inúmeras vezes, quando, por exemplo, indivíduos aparentemente normais assassinam pessoas inocentes, que nada tinham a ver com suas angústias ou frustrações. Ou ainda quando o fanatismo serve de justificativa para ações violentas contra outros.

Segundo Freud, a psicanálise só se presta ao tratamento das neuroses. Tanto os casos emergenciais, como as tendências suicidas em pacientes melancólicos e como as psicoses são doenças que orbitam o espaço da psiquiatria.

Desde o seu surgimento, a psicanálise encontra resistência em vários setores da sociedade, recebendo críticas provocadas por ser uma ciência nova e, também, devido ao próprio objeto dessa ciência.

Segundo Freud, "a psicanálise quer elevar os materiais psíquicos recalcados ao nível do reconhecimento consciente, e cada homem que a julga é ele próprio alguém que possui tais recalques e que talvez só os conserve com grande esforço. A psicanálise desperta nessas pessoas a mesma resistência que nos pacientes, e essa resistência consegue facilmente revestir um disfarce intelectual e mobilizar argumentos, do mesmo modo que os brandidos por nossos doentes, quando se revoltam contra a regra fundamental da análise. Como os doentes, também nossos adversários se caracterizam, muitas vezes, por uma sensível deterioração de sua capacidade de julgamento, em decorrência de fatores afetivos. Há as mesmas resistências nessas pessoas que nos doentes, os mesmos argumentos, afetos travestidos de razões".

A psicanálise é combatida ainda por ser uma fonte de humilhação para o narcisismo do ser humano, por ter demonstrado que somos influenciados por aspectos não controláveis do nosso inconsciente[86], tendo repercussão semelhante à ocorrida depois que Copérnico mostrou que a Terra não é o centro do universo, e que Darwin repôs o homem no reino animal[87].

---

[86] Freud, em *Uma dificuldade no caminho da psicanálise*.

[87] Habermas, filósofo alemão contemporâneo, considera a Psicanálise o paradigma de uma ciência crítica, que atua por meio da dissolução das estruturas patológicas que inibem a livre comunicação do sujeito consigo mesmo e com os outros.

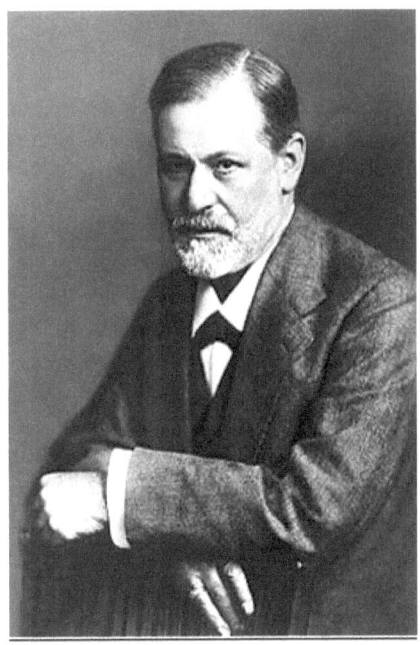

Freud

A história natural das doenças

Logo após o início da bacteriologia, houve uma grande expectativa de que as doenças seriam facilmente eliminadas a partir do conhecimento de suas respectivas causas.

Com o tempo, verificou-se que, além do agente causador de cada infecção, havia ainda diversos outros fatores que interagiam para que uma determinada doença se desenvolvesse.

Assim, o fato de uma pessoa, por exemplo, entrar em contato com o bacilo da tuberculose não necessariamente a torna tuberculosa.

Fatores como a presença ou não de desnutrição, condições de habitação, contato frequente com pacientes com a doença, exposição ao frio, ou condições ligadas ao meio ambiente, também contribuem de maneira significativa para haver ou não tuberculose, sob a forma de doença.

Esta interação – hospedeiro/agente/meio ambiente - é válida tanto para as doenças infecciosas e parasitárias, como para os outros tipos de enfermidades.

Uma doença para ser detectada clinicamente, tem antes de desenvolver alterações orgânicas preliminares, somente detectáveis por meio de exames complementares. Existe, portanto, uma fase pré-clínica e que antecede a fase clínica das doenças.

A consequência maior do conhecimento da história natural das doenças é o fato de que, ao se tentar controlar ou prevenir um tipo de enfermidade, tem-se que adotar uma abordagem multifatorial e não visar apenas o controle de uma de suas causas, como habitualmente se pensa.

A educação médica nos EUA

A falta de regulamentos legais levou os Estados Unidos da América (EUA) a chegarem a ter centenas de escolas de medicina, durante o século XIX. Várias delas eram verdadeiras "fábricas de diplomas", graduando profissionais sem nenhuma qualificação.

Com a criação da Associação Médica Americana (AMA), em 1847, tentou-se modificar esta situação procurando elevar o nível da profissão e impedindo que os maus profissionais e charlatães pudessem continuar atuando.

Abraham Flexner nasceu em Lousville, Kentucky, em 13 de novembro de 1866, sendo o sexto filho de imigrantes europeus e formou-se em educação em 1886, na Universidade John Hopkins.

No início do século XX terminou o mestrado em educação, em Harvard.

Em 1908 publicou o livro *The American College: A Criticism*, que lhe valeu convite para trabalhar para a Fundação Carnegie, em uma pesquisa que examinasse as condições de ensino da medicina nos EUA.

Após dois anos de visitas de inspeção, Flexner elaborou um relatório que marcou o início de um movimento de reforma radical no ensino médico na América do Norte.

O relatório, *Medical Education in the United States and Canada*, foi publicado em 1910, e recomendava a redução do número de faculdades de medicina e o número de alunos, devido a que estaria havendo uma produção de médicos que excedia consideravelmente as necessidades do mercado.

Segundo ele, 31 boas faculdades de medicina poderiam fazer um trabalho melhor que as 155 escolas de qualidade variável que tinha visitado ao longo de sua pesquisa.

Foi sugerido que o repasse do dinheiro da Fundação Carnegie deveria ser feito apenas para as melhores escolas médicas, de acordo com o relatório. Foram também feitas propostas de reforma do currículo das faculdades.

As principais recomendações do relatório consistiam na criação de departamentos, na criação do ciclo básico em ciências, no desenvolvimento da pesquisa no âmbito das áreas básicas e na criação de hospitais-escola para serem utilizados como principais cenários de treinamento clínico.

A partir de 1913, quando passou a atuar como secretário do Conselho Geral de Educação da Fundação Rockefeller, Flexner conseguiu grandes doações filantrópicas para o desenvolvimento das escolas de medicina dos EUA, o que gerou um aporte de recursos da ordem de 600 milhões de dólares.

Em 1930, as escolas foram reduzidas a 76 instituições de elevado padrão de ensino, o que contribuiu para tornar a medicina desenvolvida nos EUA em uma das melhores do mundo.

A Fundação Rockefeller foi fundamental para tornar a atividade universitária mais profissional. Sua atuação foi caracterizada pela ênfase nas ciências básicas, que ocupavam o centro das pesquisas nas décadas de 1930 e 1940.

No Brasil, sua influência ocorreu principalmente por meio de financiamentos, tendo sido especialmente relevante na Universidade Federal de S. Paulo e na de Minas Gerais.

Apenas em 1964, a Escola Paulista de Medicina (EPM) recebeu 716 mil dólares da Fundação Rockfeller, o que contribuiu para vir, três anos depois, a ser a sede da Biblioteca Regional de Medicina, mais conhecida como BIREME, por meio de convênio firmado entre a Organização Panamericana de Saúde, Ministério da Educação, Ministério da Saúde e a EPM.

A BIREME inspirava-se na instituição modelo americana, a National Library of Medicine (NLM), com acesso à base de dados MEDLARS, criada e sediada na NLM, acesso à coleção de periódicos de sua biblioteca e com a missão de desenvolver a integração entre as bibliotecas associadas da América Latina.

A primeira universidade do Brasil surgiu durante o governo de Epitácio Pessoa, na década de 1920, ao reunir a Escola Politécnica, a Faculdade de Direito e a Escola de Medicina do Rio de Janeiro. Em seguida, a Universidade Federal de Minas Gerais foi criada em 1927 e a de S. Paulo em 1934, que resultou da incorporação de diversas faculdades como a de Direito, a Politécnica, a de Medicina, a de Farmácia e Odontologia, o Instituto de Educação, a de Agricultura e a de Filosofia, Ciências e Letras.

A criação das universidades atendia a um pensamento da nossa elite intelectual que reivindicava o seu surgimento no país, visando a uma formação de nível superior de forma integrada à sociedade.

Doenças mais importantes no início do século XX

Febre amarela

Foi primeiramente descrita em 1684 e, durante mais de dois séculos, provocou considerável perda de vidas humanas em grande parte do mundo.

Durante muito tempo se acreditou ser a doença decorrente de ares contaminados, ou *miasmas*, o que tornou difícil o controle das diversas epidemias que assolaram os países de regiões tropicais.

A elucidação da transmissão da febre amarela foi feita pela Missão Reed, organizada pelo Serviço de Saúde do Exército Americano, enviada a Cuba em 25 de junho de 1900 para investigar a etiologia e a profilaxia da doença. O grupo era constituído pelo major médico Walter Reed, James Carrol, Jesse Lazear e Aristides Agramonte.

Reed, influenciado pelo médico cubano Carlos Finlay, passou a apoiar a transmissão da virose pelo *Aedes aegypti*, ou seja, da necessidade de um hospedeiro intermediário para que a doença se instalasse.

Em 14 de janeiro de 1901 publicou o trabalho "O mosquito como agente da propagação da febre amarela", no qual defendia claramente a teoria dos artrópodes na transmissão da febre amarela.

No Brasil, no início do século XX, a doença também causou diversas epidemias em Santos e no interior do Estado de S. Paulo. Após a divulgação do trabalho de Reed, Emílio Ribas, diretor do Serviço Sanitário de São Paulo desde 1898, também passou a apoiar a teoria da transmissão da doença pelo mosquito.

Devido à rejeição dessa teoria por um ainda considerável número de médicos brasileiros, Emílio Ribas resolveu repetir algumas das experiências que haviam sido realizadas em Cuba pela Missão Reed.

Junto, entre outros com Adolfo Lutz, submeteu-se à inoculação experimental por mosquitos infectados. Das seis pessoas picadas três adquiriram a doença, sendo uma com a forma grave.

Fez ainda outra experiência que consistia em expor alguns voluntários ao contato com roupas infectadas por doentes, em recinto fechado e sem mosquitos. Nesse caso nenhum voluntário foi infectado.

Provou dessa forma que a transmissão da virose se devia ao mosquito e não ao contato com pacientes ou materiais por eles contaminados.

Suas experiências foram apresentadas no 5º Congresso Brasileiro de Medicina e Cirurgia, realizado no Rio de Janeiro, em 1903 e que foi presidido por Oswaldo Cruz.

O vírus foi isolado em 1927, e a vacina contra a febre amarela começou a ser empregada em 1934.

Por ter reservatórios silvestres, como algumas espécies de macacos, além dos mosquitos transmissores, a doença não pode ser extinta em florestas, como na Amazônia e em partes da África e da Ásia tropical.

Pessoas não imunizadas que penetrem em áreas de reservatórios da doença podem vir a adquirir a enfermidade, que leva a um quadro grave de hepatite e insuficiência renal, com elevada taxa de mortalidade.

Gripe

Desde o século XVI têm sido descritas epidemias de doenças respiratórias febris a cada um a três anos. A alta taxa de ataque, a natureza explosiva das epidemias e a freqüência de tosse, calafrios, dores generalizadas e coriza acompanhando os sintomas, permitem supor que se tratasse de surtos de gripe, doença causada principalmente pelos vírus influenza A e B.

A origem do nome influenza é atribuída a médicos italianos e seria consequência das doutrinas prevalentes no início da época moderna, que ligavam os distúrbios físicos aos fenômenos astrológicos, como a relação que se fazia entre o surgimento de epidemias e a aparição de cometas e meteoros, ou ainda a erupções vulcânicas ou mesmo a bruscas mudanças metereológicas. Assim, tudo o que acontecia em nosso planeta seria devido à influência das estrelas, o que motivou o nome dado à doença.

A última pandemia de influenza do século XIX, ocorrida em 1889 e 1890, foi a primeira na vigência da era bacteriológica. Logo depois, em 1892, o bacteriologista alemão Richard Pfeiffer declarou ter encontrado, em amostras colhidas do trato respiratório de doentes, uma bactéria que nomeara como *Haemophilus influenzae.*, Erroneamente, Pfeiffer considerou o micróbio como causador da gripe. No entanto, o vírus influenza só foi descoberto em 1933. Sabe-se hoje que o bacilo descoberto por Pfeiffer causa apenas um dos diversos tipos de pneumonias agudas bacterianas.

A influenza é uma doença viral que foi, possivelmente, adquirida por meio do contato humano com animais domesticados, como aves e porcos.

Em termos de morbidade e mortalidade, nenhuma das pandemias se aproximou da que ocorreu em 1918 e 1919, conhecida como gripe espanhola, quando cerca de 40 a 100 milhões de pessoas morreram em todo o mundo.

Como os recursos terapêuticos e preventivos à época se restringiam à quarentena e isolamento, pouco se pode fazer para impedir a disseminação da doença, assim como seus elevados índices de letalidade.

Estudos sorológicos posteriores, realizados nos EUA, permitiram verificar que a população mais atingida nessa pandemia foi a de 5 a 15 anos de idade.

O mesmo grupo etário foi também o mais afetado na pandemia de 1957, com origem na China, e que foi causada pela vírus influenza tipo A, sorotipo H2 N2 (subtipos dos antígenos hemaglutinina e neuraminidase que servem para tipificar os vírus influenza).

O vírus foi ainda isolado de porcos na China, sugerindo que a transmissão para humanos tenha sido a partir da criação de animais domésticos na Ásia.

Devido ao fato dos vírus da gripe estarem sempre se modificando por meio de frequentes mutações, vários laboratórios de virologia, em diferentes países, exercem vigilância constante a fim de detectar qualquer surgimento de um novo tipo desses micróbios. Caso isso ocorra, imediatamente as autoridades sanitárias deverão ser comunicadas, para que medidas profiláticas possam ser implantadas em curto espaço de tempo de forma a evitar uma propagação rápida da doença.

Em 2003 um novo tipo de vírus assustou o mundo. Os coronavírus foram os responsáveis pela Síndrome Respiratória Aguda Severa (SARS), que apresentou uma mortalidade de até 50% em algumas faixas etárias mais elevadas. Foi considerada a primeira pandemia do século XXI, demonstrando mais uma vez a necessidade de um controle constante dos vírus causadores de doenças respiratórias, à semelhança do que já é feito com os vírus influenza.

Já em 2009, surgiu uma nova pandemia pelo mesmo vírus A/H1N1, descendente do responsável pela pandemia do início do século XX, e que tem preocupado as autoridades sanitárias de todo o mundo.

Segundo dados da Organização Mundial de Saúde, até o início de novembro de 2009, houve 503 mil casos de influenza pandêmica nos diversos continentes, com pouco mais de seis mil óbitos e uma letalidade de 1,2%.

No Brasil, no mesmo período, houve 22,5 mil casos com 1,5 mil óbitos, ou seja, uma letalidade próxima a 7%.

Foram considerados como principais grupos de risco - e os mais sujeitos a complicações por essa nova pandemia - os extremos de idade (menores de dois anos e maiores de sessenta), as gestantes, os tabagistas e os portadores de doenças crônicas, principalmente as de origem pulmonar, cardiovascular e as imunossupressoras.

Entre a 1ª pandemia por vírus A/H1N1 e a atual há algumas diferenças que poderiam explicar a menor letalidade existente na atual:
- Quando ocorreu a 1ª pandemia não havia, na comunidade internacional, consciência de que a ameaça poderia ser tão significativa. Nesse caso a 1ª epidemia pelo seu impacto em morbidade e mortalidade foi sem precedentes na história da humanidade.

- Também não existia, por ocasião da 1ª pandemia, um sistema global de vigilância epidemiológica dos vírus influenza. A OMS só foi criada em 1948.
- Hoje há disponibilidade de vacinas, antivirais e antibióticos, o que contribui de forma significativa para também diminuir a morbimortalidade por vírus influenza. Além disso, há atualmente testes laboratoriais para um diagnóstico rápido e acurado, propiciando medidas de tratamento e de isolamento mais rápidas e eficientes, contribuindo também para limitar a propagação da doença.
- Não há um conflito como a I Guerra Mundial, que colaborou de forma relevante para uma maior e mais rápida disseminação do vírus. Estudos sugerem que a cepa pandemica tenha se originado de uma área rural do estado de Kansas, depois se espalhado pelos EUA com a mobilização pela I Guerra Mundial e em seguida se espalhado pela Europa junto com a Força Expedicionária Americana.

A arte contemporânea de curar

Os filósofos não podem isolar-se contra a ciência. Ela não apenas ampliou e transformou enormemente nossa visão da vida e do universo, mas também revolucionou as regras segundo as quais opera o intelecto.

Claude Lévi-Strauss

A descoberta do código genético

Em 1868, o médico suíço Miescher descreveu o primeiro relato de nucleoproteínas a partir de células obtidas de bandagens cirúrgicas descartadas de um hospital. Mais tarde, isolou uma substância semelhante do esperma de salmão, e mostrou que a nucleoproteína consistia de uma proteína básica (protamina) e de um ácido nucleico.

Posteriormente, Levene, químico russo radicado nos EUA, descobriu, em 1909, que havia dois tipos de ácido nucleico, o ADN (ácido desoxirribonucleico) e o ARN (ácido ribonucleico). Achava, no entanto, que eram as moléculas de proteína que armazenavam a informação genética nos cromossomos das células.

Foi o trabalho de um bacteriologista inglês, Frederick Griffith, que em 1928, trabalhando com pneumococos, ajudou a elucidar o problema. Percebeu que uma substância desconhecida, obtida a partir de bactérias mortas, era capaz de penetrar em outros micróbios vivos e fazer a transferência de características da variedade morta para a viva.

Em 1944, outro bacteriologista, Oswald Avery, demonstrou que era o ADN, e não a proteína ou o ARN, o responsável pela transformação genética das bactérias. Enquanto o ADN consiste no material genético responsável pela hereditariedade, o ARN faz com que nossas células sigam perfeitamente as ordens contidas no ADN.

Tanto o ADN como o ARN é formado por açúcares (desoxirribose ou ribose) e bases nitrogenadas como a adenina, guanina, citosina, timina e uracila (esta só existente no ARN). O ADN tem cadeia dupla, enquanto o ARN tem cadeia simples, como uma fita.

A maneira pela qual estas substâncias se juntavam, formando a molécula de cada ácido nucléico, foi descoberta por Watson e Crick, em 1953, quando demonstraram que as fitas de ADN são dispostas de modo antiparalelo e as bases ficam pareadas ao longo de toda a extensão, formando uma dupla hélice. As duas fitas sofrem pareamento por meio das bases nitrogenadas. A adenina pareia com a timina e a citosina com a guanina.

Além de Watson e Crick, também desenvolveram trabalhos nesta área Maurice Wilkins (com quem dividiram o prêmio Nobel, em 1962) e Rosalind Franklin. Por ter morrido precocemente, aos 37 anos, Franklin não veio a ser agraciada com o prêmio Nobel junto com os outros. Seus estudos de difração por raios X permitiram elucidar a estrutura helicoidal do DNA. Sua fotografia de nº 51, da forma hidratada da molécula, é que levou Watson e Crick a concluírem corretamente sua construção da molécula de DNA.

Em 1964, o código genético foi decifrado por três bioquímicos do *National Institute of Health*, M.W. Nirenberg, J.H. Mathaei e P. Leder. Eles sintetizaram pequenas moléculas de ARN, de composição conhecida, e observaram quais aminoácidos eram incorporados na formação das proteínas. Testando as 64 possibilidades das quatro bases nitrogenadas do ARN, combinadas em grupos de três, conseguiram identificar o código exato para cada aminoácido.

A importância deste conhecimento na replicação do ADN, e na síntese do ARN de sequências complementares, foi logo reconhecida.

Estava descoberto o idioma onde as informações genéticas são lidas e executadas.

Em futuro próximo, é provável que o genoma passe a ser a fonte principal de informações para que os diagnósticos e tratamentos sejam determinados, assim como a terapia genética possa se transformar em uma realidade capaz de eliminar uma série de doenças que ainda hoje são responsáveis por causar muitas mortes e sofrimento.

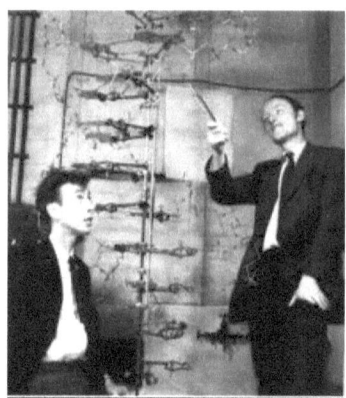

Crick e Watson

As novas tecnologias e a evolução das ciências da saúde

A partir da segunda metade do século XX, uma série de novas tecnologias foi se agregando às ciências da saúde, fazendo com que um novo mundo de possibilidades de cuidados aos pacientes fosse introduzido na prática clínica e cirúrgica.

A medicina laboratorial, que teve seu primeiro livro *Laboratory diagnosis for the practioner* publicado em 1906, pelo americano James C. Todd, tem nos dias de hoje desenvolvimento considerável. Isso pode ser observado por meio da inclusão de novas metodologias, como os ensaios imunoenzimáticos e imunoquímicos, as reações em cadeia da polimerase, as contagens de subpopulações de células sanguíneas, além de centenas de testes bioquímicos e de triagem de vários tipos de doenças. Os testes de sensibilidade aos antimicrobianos, antes restritos às bactérias, hoje também podem ser realizados para outros tipos de microrganismos, como fungos e vírus.

Em 1911, o holandês Willem Einthoven, desenvolve o primeiro aparelho capaz de registrar a atividade elétrica do coração, que permite o surgimento de uma nova abordagem na investigação das doenças cardiovasculares.

Posteriormente, em 1924, o alemão Hans Berger, teve sucesso ao registrar, de forma rudimentar e pela primeira vez, ondas elétricas emitidas pelo cérebro de uma pessoa, iniciando a partir daí o desenvolvimento do eletroencefalograma (EEG). Tinha, no entanto, desconhecimento das bases físicas e técnicas do que havia encontrado.

Somente com o apoio de dois eletrofisiologistas britânicos, Edgar Adrian e B. H. Mathews, que, em 1934, confirmaram as descobertas de Berger, foi possível o reconhecimento internacional das descobertas da encefalografia em um fórum ocorrido em 1937.

Em seguida, novos tipos de tratamento vão se agregando à prática clínica e cirúrgica, permitindo que cada vez mais pessoas possam ser curadas de vários tipos de enfermidades consideradas graves, antes responsáveis por níveis elevados de taxas de mortalidade.

Quando o Dr. Christian Barnard, em 1967, no Groote Schuur Hospital, da Cidade do Cabo, África do Sul, realizou o primeiro transplante de coração, ainda havia grandes dificuldades para controlar o risco de rejeição. Com a evolução da farmacologia e a introdução de novas drogas, como a ciclosporina, este risco foi sendo controlado e hoje temos condições de realizar transplantes de vários tipos de órgãos, como os de coração, pulmão, rim, ossos, pâncreas, fígado e medula óssea.

Com a introdução das pesquisas com células-tronco, em breve os problemas de rejeição de órgãos irão desaparecer ou se tornar bem menos importantes do que hoje.

Em 1978, os doutores Patrick Steptoe e Robert Edwards anunciaram o nascimento de Louise Brown, primeiro bebê concebido pela técnica de fertilização "in vitro", fora do útero. A partir daí, a humanidade passou a contar com novas técnicas de reprodução assistida, o que veio a melhorar consideravelmente as expectativas dos casais com problemas de infertilidade, o que ocorre em torno de 15% da população mundial.

As especialidades cirúrgicas vêm tendo grande desenvolvimento ao longo dos últimos 50 anos. Hoje as cirurgias de revascularização miocárdica são realizadas em vários hospitais de todo o mundo, utilizando técnicas cada vez menos invasivas. Isto também tem ocorrido com outras especialidades cirúrgicas, que têm utilizado, de maneira crescente, as cirurgias por via endoscópica, com menores complicações e menor tempo pós-operatório.

A informática e a evolução do diagnóstico por imagem fizeram com que passássemos da era dos raios-X para uma outra onde surgiram novos equipamentos, muito mais avançados, como os que permitiram o desenvolvimento de exames bem mais sofisticados e sensíveis. A ecografia, a cintilografia, a tomografia helicoidal e a ressonância magnética permitem, atualmente, um nível de possibilidades diagnósticas nunca antes imaginado pelos médicos do passado.

A ética em pesquisa científica

A teoria nazista – e de outros grupos radicais de direita - da supremacia da "raça ariana", mostrou-se totalmente falsa com a evolução científica.

Estudos genéticos recentes demonstram que as características físicas responsáveis pelas diferenças de cor da pele são expressas em menos de dez genes, ou seja, um percentual insignificante em relação aos cêrca de 25 mil genes que constituem o genoma humano.

Além disso, segundo a paleoantropologia, todos os seres humanos descendem de uma mesma população africana, que, formada a cerca de 100 a 200 mil anos atrás, emigrou para outros continentes[88].

Em consequência, a cor da pele constitui uma mera adaptação evolutiva a diferentes níveis de radiação ultravioleta, não havendo qualquer justificativa para se falar em raça como algo que nos possa separar.

Além das experiências nazistas feitas com prisioneiros de guerra, perseguidos raciais e políticos e que tanto horrorizaram a humanidade, várias pesquisas foram sendo desenvolvidas ao longo da história sem grandes preocupações éticas.

Em 1947, uma corte internacional reuniu-se na cidade de Nuremberg, Alemanha, onde foram julgados os médicos nazistas responsáveis por vários crimes contra a humanidade.

Além do julgamento, foi elaborado um conjunto de preceitos éticos para a pesquisa clínica, que ficou conhecido como Código de Nuremberg. Apesar de ser conhecido por todos, nem sempre as diretrizes éticas contidas no código foram capazes de sensibilizar alguns pesquisadores.

Nos Estados Unidos da América, por exemplo, houve uma famosa pesquisa sobre desenvolvimento da sífilis, que foi iniciada em 1932 e encerrada na década de 70. Ficou conhecida como "a pesquisa de Tuskegee", por ser o nome da localidade situada no Alabama onde morava a comunidade objeto da experiência.

No período da pesquisa 408 pacientes, todos negros e pobres, foram mantidos sem tratamento da doença, e outros 192 (não sifilíticos) foram usados como grupo controle. Nenhum foi alertado que estava sendo submetido a um ensaio. Ao contrário, lhes informavam que iriam receber "um tratamento especial gratuito".

O estudo, que durou 41 anos, levou à publicação de 13 trabalhos científicos. Em um destes trabalhos publicado em 1954, os autores demonstraram que a mortalidade entre os sifilíticos não tratados era maior do que entre os pacientes presumivelmente não sifilíticos, além de terem a sua doença agravada com o passar dos anos.

Os doentes continuaram sem receber tratamento, apesar de a penicilina estar em uso desde a década de 1940. A própria comunidade científica, inexplicavelmente, calou a respeito das questões éticas que envolviam essa pesquisa.

O estudo só veio a ser interrompido em 1972, quando foi denunciado por um jornalista do Washington Star.

Em junho de 1964, durante a 18ª Assembléia Geral da Associação Médica Mundial, realizada na Finlândia, foi divulgada a Declaração de Helsinki. Ainda hoje é considerada a referência ética mais importante para a regulamentação de pesquisas médicas envolvendo seres humanos, significando basicamente a aceitação, pelas entidades médicas de todo o mundo, dos preceitos instituídos pelo Código de Nuremberg.

No Brasil, as primeiras normas para a pesquisa em seres humanos foram inicialmente estabelecidas pela Resolução nº1 de 18 de junho de 1988, do Conselho Nacional de Saúde, do Ministério da Saúde. As normas nacionais tinham caráter de orientação e de conscientização da sociedade sobre a importância da ética em

---

[88] Segundo Magnoli, em *Uma gota de sangue*.

ciência. Toda a pesquisa em seres humanos deveria ser submetida, ainda em fase de projeto, a um comitê de ética, recomendava a Resolução 1/88.

Em 10 de outubro de 1996 outras normas passaram a vigorar, após a sua publicação no Diário Oficial da União, por meio da Resolução nº 196 do Conselho Nacional de Saúde.

Ela incorpora os quatro referenciais básicos da bioética: autonomia ou liberdade (os sujeitos das experimentações deverão dar o seu consentimento livre e plenamente informado), não maleficência, beneficência e justiça. De forma semelhante à Resolução nº1, toda pesquisa envolvendo seres humanos deverá ser submetida à apreciação de um comitê de ética em pesquisa.

Na impossibilidade de constituir um comitê próprio, a instituição onde se pretende realizar a pesquisa (ou o pesquisador principal) deverá submeter o projeto à apreciação do comitê de outra instituição. Do projeto deve constar um termo de adesão em que cada pessoa consente, de forma livre e consciente, em participar da pesquisa. Tais exigências se aplicam a qualquer tipo de estudo, independente do método utilizado.

No entanto, apesar de todas essas recomendações, ainda hoje ocorrem desvios éticos nas pesquisas científicas realizadas em vários países, inclusive no Brasil. Um dos principais problemas reside no uso de placebo, ou no uso de um falso medicamento, sem a presença de princípio ativo, que é empregado para neutralizar uma possível melhora de uma determinada doença apenas por razões psicológicas ou sugestão.

Pela Declaração de Helsinki, placebo só poderia ser usado quando não existisse tratamento efetivo para a doença. Isso nem sempre ocorre, como quando são apresentadas várias pesquisas em que o placebo é utilizado em enfermidades como hipertensão, enxaqueca e depressão, entre outras. Nestes casos, o uso de placebo é totalmente injustificável, já que existem vários medicamentos de reconhecida eficácia para o tratamento dessas doenças.

Dados recentes evidenciam ser o nosso país um dos que mais utilizam voluntários humanos em pesquisas clínicas. Segundo a Comissão Nacional de Ética em Pesquisa (CONEP), apenas em 2001, 645 mil brasileiros participaram de pesquisas, a maioria deles usando medicamentos de laboratórios estrangeiros. Quase todas essas pessoas eram pacientes pobres, atendidos pela rede pública de saúde.

Um olhar sobre a história

Segundo Hobsbawn (*On History*, 1997), a ciência moderna sistemática e deliberadamente negligencia a experiência histórica. O modelo atual é esperar uma resposta definitiva, sobre qualquer assunto, de computadores cada vez mais parecidos com um ser etéreo, de quem nada se espera a não ser a infalibilidade.

Além disso, a evolução científica tem levado a atual civilização a acreditar cada vez mais no conhecimento científico e na tecnologia, considerando-a até capaz de substituir ou mesmo superar a Deus[89].

---

[89] Doutrina do gnosticismo, citada por Jonh G. Gunnel, em *Teoria Política*.

O materialismo histórico tinha como um dos seus objetivos trazer a história para mais perto das ciências sociais, evitando as simplificações exageradas do positivismo. Segundo o fundador do materialismo histórico, as sociedades são sistemas de relações entre seres humanos, existindo uma relação fundamental entre o ser social e a consciência.

Assim, não podemos desenvolver um profissional de saúde sem lhe dar uma formação apoiada nas ciências sociais. A importância da falta dessa visão pode ser exemplificada pelo descaso com que a saúde pública ainda é tratada no Brasil. Isso pode ser comprovado ao se observar doenças que antes estavam aparentemente controladas, como a febre amarela, a cólera, a lepra e a tuberculose, voltando novamente às manchetes dos jornais, além do surgimento de novas endemias, como a dengue e a AIDS.

Esta situação pode ser atribuída a vários fatores, mas também ao esquecimento da história sanitária da civilização. O que foi prioridade no passado, passou a não ser mais no presente, como as campanhas desenvolvidas por Oswaldo Cruz para o combate ao vetor da febre amarela, no início do século XX. As conseqüências têm um alto custo econômico e social.

Sobre o potencial das nações, hoje não se valorizam tanto os recursos minerais como no passado, mas o capital humano, este sim o grande propulsor do desenvolvimento de um Estado. Como pensar em grandes transformações, se nosso povo continua à mercê das mesmas doenças e limitações, há muito abolidas nos países desenvolvidos?

Por outro lado, o século XX produziu grandes mudanças e inovações tecnológicas. Passamos a conviver com um grau de conforto, tecnologia e facilidades que nossos ancestrais jamais imaginaram.

Mas será que mudamos tanto mesmo?

Hobsbawn nos ensina que, apesar de mais altos e pesados do que nossos antepassados, que viviam nas cavernas, biológica e emocionalmente o homem é quase o mesmo.

Ainda somos egoístas, invejosos e pouco propensos a pensar na humanidade como uma grande família.

Talvez possamos sonhar, no futuro, com um mundo sem fronteiras, e com maior solidariedade, em que não haja fome, miséria, guerra, doença ou qualquer outro tipo de sofrimento para todos os habitantes desse planeta azul, primeira morada do ser humano no universo infinito.

As doenças crônicas não transmissíveis

Com relação às doenças crônicas não transmissíveis, os postulados de Robert Koch não são mais adequados.

Para esse grupo de doenças, onde as causas são múltiplas, de forma distinta das doenças infectocontagiosas, o apoio da moderna epidemiologia e da estatística tornou-se fundamental.

Após a introdução dos antimicrobianos, ou seja, a partir da década de 1940, o flagelo das doenças infecciosas foi substituído por um crescente número de óbitos devidos a doenças cardiovasculares, como hipertensão arterial, doença aterosclerótica coronariana e acidente vascular cerebral.

Essas doenças constituíam a principal causa de mortalidade em países desenvolvidos como os EUA, fazendo com que a expectativa média de vida não ultrapassasse os 45 anos.

Além disso, não haviam tratamentos adequados para essas enfermidades, tanto para eventos crônicos como para os agudos, além de pouco se saber acerca dos fatores determinantes para a evolução dessas doenças.

Um fato que também contribuiu para um maior interesse no estudo desse grupo de enfermidades foi a morte prematura do Presidente Franklin D. Roosevelt em 1945.

Ele era presidente dos EUA desde 1933 e ao ser eleito tinha pressão arterial (PA) de 140/100 mm Hg. Seu médico era um otorrinolaringologista, o Dr. Ross McIntyre, mas que tinha pouco conhecimento sobre as doenças cardiovasculares.

Entre 1935 e 1941 a PA do presidente americano se elevou para 190/105 mm Hg e mesmo assim seu médico particular considerava que ela estava compatível com sua idade e que seu paciente ainda se encontrava saudável[90].

Roosevelt só veio a ter diagnóstico de doença cardiovascular em 1944, após a intervenção de sua filha, Anna Roosevelt, que exigiu que seu pai fosse atendido por um cardiologista, o Dr. Howard Bruenn, um dos poucos existentes à época nos EUA.

Em sua primeira avaliação Dr. Bruenn considerou seu paciente como hipertenso e também já apresentando um quadro de insuficiência cardíaca. Suas opções terapêuticas eram poucas e recomentou apenas um digitálico (cardiotônico utilizado para a insuficiência cardíaca) e dieta hipossódica (para tentar controlar a hipertensão arterial).

Em 12 de abril de 1945, com uma PA de 300/190 mm Hg, Roosevelt veio a falecer aos 63 anos de idade devido à hemorragia cerebral.

Esse episódio causou grande comoção entre a população americana, o que levou o sucessor de Roosevelt, Harry Truman, a assinar um decreto lei disponibilizando 500 mil dólares para a realização de um estudo epidemiológico sobre doenças cardíacas, além de criar o *National Heart Institute,* atualmente conhecido como *National Heart, Lung and Blood Insitute.*

A um jovem médico, Gilcin Meadors, foi atribuída a missão de redigir uma proposta para o estudo epidemiológico.

Em trabalho publicado em 1951, o planejamento, metodologia e objetivos do estudo foram delineados[91].

---

[90] Mahmood, S.S. et al. The Framingham heart study and the epidemiology of cardiovascular diseases: a historical perspective. Lancet, 383(9921):999-1008, 2014.
[91] Dawber, T.; Meadors, G and Moore Jr., F. Epidemiological approaches to heart disease: The Framingham sudy, American Journal of Public Health, vol. 41:279-286, 1951.

Foi o primeiro estudo epidemiológico longitudinal de longo prazo realizado nos EUA, sendo que atualmente esse tipo de estudo é chamado de estudo de coortes.

Para situações como as da época da morte de Roosevelt, onde pouco se sabia sobre as causas das doenças cardiovasculares, esse tipo de pesquisa era a ideal.

Os estudos de coorte propiciam o melhor tipo de informação sobre a etiologia de doenças ainda pouco esclarecidas, embora sejam caros e requeiram períodos prolongados de acompanhamento, como foi o caso do estudo de Framingham[92].

Ele teve como foco inicial a doença cardiovascular hipertensiva e arteriosclerótica, por serem as de maior importância e sobre as quais havia pouco conhecimento à época.

Como hipótese de trabalho os pesquisadores supunham que essas doenças não tinham uma causa única, como as doenças infecciosas, mas que eram resultado de múltiplas causas.

Acreditavam ainda que os testes diagnósticos existentes eram imprecisos e pouco eficientes.

Baseado nessas premissas o estudo tinha o seguinte desenho: selecionar ao acaso um grupo de pessoas em faixa etária conhecida para o desenvolvimento de doença hipertensiva cardiovascular e entre essas pessoas, após avaliação clínica e laboratorial, encontrar um grupo livre de sinais dessas doenças.

Essas seriam as pessoas normais e que seriam acompanhadas ao longo do tempo, até que um número razoável delas viesse a adquirir as doenças.

Nesse momento uma pesquisa seria feita para encontrar os fatores que teriam influenciado o desenvolvimento da doença em um agrupamento de pessoas e não em outro.

A cidade de Framingham, Massachusetts, foi escolhida devido a ter uma população de adultos considerada razoável do ponto de vista estatístico para a realização do estudo e pela sua proximidade de Boston, onde trabalhavam muitos cardiologistas da *Harvard Medical School* e que deram apoio para a realização dos trabalhos.

Inicialmente trabalhou-se com uma coorte de 5.209 pessoas, com idades variando de 28 a 62 anos, sendo que as mulheres constituíam pouco mais da metade do grupo.

As hipóteses com que os pesquisadores inicialmente trabalharam eram as seguintes:
1. As doenças cardiovasculares aumentam com a idade, ocorrem precocemente e acometem principalmente pessoas do sexo masculino.

---

[92] Bonita, R.; Beaglehole, R. e Kjellström, T. Epidemiologia Básica, 2ª edição, Organização Mundial da Saúde, Livraria Santos Editora, S. Paulo, 2010.

2. As pessoas com hipertensão desenvolvem doença cardiovascular em uma taxa mais elevada dos que as normotensas.
3. A elevação do nível de colesterol sanguíneo está associada com um aumento da doença cardiovascular.
4. O tabagismo está associado ao aumento da ocorrência da doença cardiovascular.
5. O uso habitual de álcool está associado ao aumento da incidência de doença cardiovascular.
6. O aumento da atividade física está associado com uma diminuição do desenvolvimento da doença cardiovascular.
7. Um aumento na função tiroidiana está associado com uma diminuição no desenvolvimento da doença cardiovascular.
8. Um aumento da taxa de hemoglobina ou do hematócrito sanguíneo está associado com um aumento do desenvolvimento de doença cardiovascular.
9. Um aumento do peso corporal predispõe à doença cardiovascular.
10. Há um aumento do desenvolvimento de doença cardiovascular em pessoas com diabetes mellitus.
11. Há maior incidência de doença cardiovascular em pessoas portadoras de gota (doença causada pelo aumento do ácido úrico).

No início os autores procuraram trabalhar com um modelo logístico multivariável com sete fatores: idade, colesterol total, peso, anormalidades presentes no eletrocardiograma (ECG), taxa de hemoglobina, numero de cigarros fumados por dia e pressão arterial sistólica.

Os primeiros resultados do estudo foram publicados em 1957 e definia a hipertensão como uma PA maior ou igual a 160/95 mm Hg, bem distante do nível pressórico considerado normal atualmente e que é de 120/80 mm Hg, para adultos.

Além disso, relataram uma prevalência de doença coronariana cerca de quatro vezes maior entre os participantes que eram hipertensos, demonstrando com isso uma relação entre as duas doenças.

Oito anos depois, em outro trabalho, concluíram que o acidente vascular cerebral era a principal consequência da hipertensão arterial.

Os estudos de Framingham continuaram com as gerações descendentes do grupo inicial, propiciando ao longo de mais de 50 anos mais de mil publicações de artigos científicos, servindo para mudar completamente a maneira de se encarar as doenças cardiovasculares e de seus fatores de risco.

Antes a aterosclerose era considerada como uma consequência normal e inevitável do envelhecimento, assim como a hipertensão.

Foram os estudos produzidos por esses pesquisadores que nos levaram a reconhecer a importância dos principais fatores de risco das doenças cardiovasculares, assim como a necessidade de adoção de medidas para seu controle e modificação, o que levou a uma redução de quase 60% na mortalidade por doença coronariana nos EUA no período de 1950 a 1999[93].

Atualmente os principais fatores de risco reconhecidos para esse grupo de doenças são o tabagismo, o nível elevado de LDL-colesterol, o nível baixo de HDL-colesterol, o diabetes mellitus, a hipertensão arterial, a história familiar de doença cardiovascular, a obesidade (principalmente a central), o sedentarismo e o abuso de álcool.

No Brasil, apenas quatro doenças são responsáveis por 80% do total de óbitos entre as enfermidades crônicas não transmissíveis: as doenças cardiovasculares, os vários tipos de câncer, as doenças respiratórias crônicas (como o enfisema pulmonar) e o diabetes mellitus.

Essas doenças têm fatores de risco principais comuns, como o tabagismo, o sedentarismo, a alimentação inadequada (como uma dieta rica em gorduras saturadas e em carboidratos, levando à obesidade, ao aumento do LDL-colesterol e a intolerância à glicose, etapa preliminar para o desenvolvimento do diabetes mellitus tipo 2), além do uso abusivo de álcool[94].

Atualmente é senso comum que o tabagismo causa câncer, mas isso até pouco tempo atrás não era unanimidade.

O acentuado crescimento do câncer de pulmão que se seguiu a grande difusão do hábito de fumar na primeira metade do século XX sugeria alguma vinculação entre o tabagismo e o câncer de pulmão, só que poucos trabalhos sugeriam esse vínculo e careciam de bases científicas.

Somente a partir de 1950 alguns trabalhos baseados em estudos epidemiológicos do tipo caso e controle permitiram a obtenção de provas mais convincentes desse vínculo.

Os estudos de caso e controle constituem uma forma mais simples de se investigar a causa das doenças, particularmente em relação a doenças raras.

Essa metodologia inclui pessoas com a doença e um grupo controle, constituído de pessoas não afetadas pela doença investigada.

Os pesquisadores coletam dados sobre a ocorrência da doença em um determinado momento no tempo e ainda sobre a ocorrência de exposições a algum fator de risco comum em algum momento no passado.

A incidência da doença nos expostos e não expostos é que vai determinar se o fator em questão tem realmente algum significado sobre a origem da doença.

Entre os trabalhos iniciais que deram uma argumentação mais consistente sobre a relação entre o tabagismo e o câncer de pulmão pode-se citar o de Richard Doll e o de Ernst Wynder, ambos publicados em 1950[95][96].

---

[93] Fox, C.S. et al. Temporal trends in coronary heart disease mortality and sudden cardiac death from 1950 to 1999: the Framjngham heart study. Circulation, 110:522-527, 2004.
[94] Duncan, B.B. et al. Doenças crônicas não transmissíveis no Brasil: prioridade para enfrentamento e investigação. Revista de Saúde Pública, 46(Supl.): 126-134, 2012.
[95] Doll, R. and Hill, A. B. Smoking and carcinoma of the lung. British Medical Journal, 2(4682):739-748, 1950.
[96] Wynder, E.L. and Graham, E.A. Tobacco smoking as a possible etiologic factor in brochiogenic carcinoma. JAMA,

Em seu texto, Doll relata que na Inglaterra e País de Gales, em apenas 25 anos, ou seja, de 1922 a 1947, os casos de mortes por câncer de pulmão aumentaram cerca de 15 vezes.

E que esse aumento considerável era inteiramente desproporcional ao aumento populacional correspondente ao período, especialmente em relação à população mais idosa e que era a mais acometida pela doença.

Seu trabalho apresentava como hipótese para tentar esclarecer esse aumento dos casos o aumento do tabagismo, especialmente o relacionado ao uso de cigarros.

Também buscava verificar se outros tipos de câncer poderiam estar vinculados ao fumo, como o carcinoma de estomago, de reto e de cólon.

Seu grupo controle era constituído de pacientes internados nos mesmos hospitais, só que por outros tipos de doenças distintas do câncer.

Dos 649 homens que participaram da pesquisa, e que eram portadores de câncer de pulmão, 99,7% eram fumantes e somente **0,3**% não tinham esse hábito. Entre o grupo controle, ou seja, sem câncer, **4,2**% não eram fumantes, uma diferença de **14** vezes.

O trabalho não apresentou ainda qualquer correlação entre o tabagismo e os outros tipos de câncer, como o de estomago, reto e cólon.

Já no seu trabalho - considerado ainda hoje um marco na história da pesquisa sobre tabagismo e câncer de pulmão - Wynder justifica a necessidade da realização da pesquisa devido ao fato de que até aquele momento faltavam estudos controlados e de larga escala para se poder comprovar se o tabagismo estava realmente implicado no desenvolvimento do carcinoma broncogenico.

Em sua conclusão referia que entre 605 homens com carcinoma de pulmão, 96,5% eram fumantes moderados a severos por muitos anos, em comparação com apenas 73,7% de fumantes entre o grupo controle sem câncer.

E ainda que a ocorrência de carcinoma de pulmão em um homem não fumante - na época o tabagismo ocorria principalmente entre a população masculina – era um fenômeno raro, da ordem de 2% dos casos.

Mas, apesar de todas as evidências, somente em 1962, por indicação do Presidente John F. Kennedy, foi criado um comitê para procurar resolver essa questão de forma definitiva[97].

Esse comitê, *Surgeon General 's Advisory Committee* (SGAC), era constituído por dois membros da indústria tabagista e dez pesquisadores, incluindo um epidemiologista e um estatístico.

O comitê procurou reunir as evidências relevantes, considerando para o desenvolvimento de seus trabalhos os dados das seguintes fontes: experimentos

---

143(4):329-336, 1950.
[97] Alberg, A.J.; Shopland, D.R, and Cummings, K.M. The 2014 Surgeon General's Report: Commemorating the 50th Anniversary of the Report of the Advisory Committee to the US Surgeon General and Updating the Evidence on the Health Consequences of Cigarette Smoking. American journal of Epidemiology, 179(4):403-412, 2014.

com animais, estudos clínicos e anatomopatológicos, além de estudos epidemiológicos.

Entre os estudos epidemiológicos foram analisados 29 estudos do tipo caso e controle e sete estudos de coorte, compreendendo o que havia de melhor à época quanto a trabalhos de maior peso e evidência científica.

Em 1964 o SGAC concluiu que o tabagismo causava o câncer de pulmão em homens e que os dados com relação às mulheres, embora em menor número, apontavam na mesma direção.

E ainda dizia que o fumo é um risco para a saúde nos EUA de importância suficiente para garantir a adoção de medidas corretivas apropriadas.

Essas medidas, de responsabilidade do Congresso, foram tomadas nos anos seguintes, como a regulamentação do uso e venda dos produtos do tabaco; a colocação de advertências sobre os danos à saúde nos pacotes de cigarros; além da restrição à propaganda nos meios de comunicação, especialmente no rádio e na televisão.

Desde essa época novas medidas foram implementadas, especialmente após a descoberta dos danos à saúde causados entre os fumantes passivos[98].

Assim, ao longo dos anos, diversas evidências epidemiológicas foram suficientes, para concluir que o tabagismo é causa de vários tipos diferentes de câncer; de doenças cardiovasculares (como aterosclerose, coronariopatia e acidente vascular cerebral); da doença pulmonar obstrutiva crônica (enfisema pulmonar); de doenças respiratórias agudas (como pneumonias e crises de asma); de efeitos reprodutivos como inibição do crescimento fetal (baixo peso ao nascer); de complicações da gravidez, parto prematuro, diminuição da gestação e síndrome da morte súbita infantil; de osteoporose levando a fratura do quadril; além de um nível geral inferior de saúde mesmo que na ausência clínica de doença.

Como foi depois revelada, a partir da publicação de seus relatórios internos, a indústria tabagista cuidadosamente tentava escapar das evidências científicas emergentes.

Ao invés de reconhecer as verdades de que tinham amplo conhecimento, de forma deliberada procurava falsamente tranquilizar o público, principalmente os fumantes, de que a questão se o tabagismo realmente causava dano à saúde era ainda uma questão controversa[99].

No entanto, a partir da publicação do relatório do SGAC em 1964, a prevalência de fumantes nos EUA caiu de 42% em 1965 para 19% em 2010, ou seja, uma queda de 55%.

Estima-se que, nesse período, essa diminuição tenha sido capaz de evitar a morte de oito milhões de americanos e que seriam causadas pelo hábito do tabagismo.

---

[98] Hirayama, T. Non-smoking wives of heavy smokers have a higher risk of lung cancer. British Medical Journal, 282(6259):183-185, 1981.
[99] Alberg, A.J. Op. cit.

Síndrome da Imunodeficiência Adquirida (SIDA ou AIDS)

À semelhança da AIDS, a sífilis foi - desde a Idade Média e até a descoberta da penicilina - uma endemia que causou milhões de mortes e levou o pânico à sociedade. Desconhecida a sua causa, os sifilíticos chegaram a ser tão discriminados quanto os leprosos, sendo que muitas vezes uma doença era confundida com a outra.

Quando se percebeu que era através do contato sexual que a doença era transmitida, as prostitutas passaram a sofrer forte perseguição, como nos mostra esta pregação, feita por um dos maiores anatomistas da época, o francês Sylvius, em 1567:

"Aprende a odiar a libertinagem das prostitutas mais que a dos cães e das serpentes. Odeia o seu olhar impudico, os seus gestos tentadores, as suas conversas sedutoras, o sorriso dissimulado dos seus lábios, os seus seios erguidos para a corrupção".

Da mesma forma que no final do século XX - quando a AIDS gerou preconceitos e até perseguições aos chamados grupos de risco (homossexuais, bissexuais, hemofílicos, etc.) - , no início da epidemia a sífilis também gerou os mesmos sentimentos de intolerância e irracionalidade.

O risco de contágio e, em conseqüência, de vir a morrer pela doença, desencadeou uma nova moral, antes bastante liberal, tendo o mesmo ocorrido com a AIDS, pelo menos até o surgimento de novos medicamentos mais eficazes do que o primeiro lançado no mercado, o AZT.

De forma diversa ao ocorrido com a sífilis – cujo agente causador, a bactéria Treponema pallidum, só foi descoberto em 1905, por Fritz Schaudin, 500 anos após a sua chegada à Europa - o vírus HIV, causador da AIDS, foi identificado em poucos anos por Montagnier, do Instituto Pasteur, em 1983.

Hoje, a AIDS continua sendo um importante problema de saúde pública, mas especialmente para os países subdesenvolvidos, como os da região central da África. Pelo elevado custo do tratamento do aidético, por ser uma doença crônica que pode levar a infecções oportunistas, algumas delas necessitando internação, o custo final costuma ser tão elevado que tem acarretado repercussões muito sérias para a economia destes países.

A projeção da Organização Mundial de Saúde era de, até o ano 2.000, haver cerca de 30 milhões de portadores do HIV no mundo, com 10 milhões de casos de AIDS, sendo 90% deles nos países subdesenvolvidos.

Segundo outra estatística, apresentada na XI Conferência Internacional sobre AIDS, realizada em 1996, em Vancouver, Canadá, haveria, em todo o mundo, 22 milhões de adultos e crianças portadores do vírus HIV, sendo que 94% deles nos países em desenvolvimento.

No Brasil, segundo o Ministério da Saúde, foram notificados 506 mil casos de AIDS até junho de 2008, com 205 mil óbitos.

Até 1995 a taxa de letalidade era de 9,7 óbitos por 100 mil habitantes. Com a introdução da política de acesso universal ao tratamento antirretroviral, houve queda gradual da mortalidade, com estabilização em 6,3 óbitos por 100 mil habitantes, a partir do ano 2000.

É importante ressaltar, ainda, a freqüente associação de tuberculose com a AIDS, sendo que em torno de 20% a 30% dos casos de AIDS são notificados junto com a micobacteriose, especialmente entre a população com menor nível de escolaridade e de renda.

Estudos demonstram ainda que a co-infecção pelo bacilo de Koch e pelo HIV pode elevar em até 25 vezes o risco do desenvolvimento da tuberculose, o que, por sua vez, contribui significativamente para elevar a letalidade por AIDS.

Dengue

Atualmente a dengue é a mais importante doença viral transmitida por mosquitos que acomete humanos. Sua distribuição global é comparável à da malária.

A doença é endemica na África, nas Américas e partes do Oriente Médio, Ásia e Oeste do Pacífico.

A infecção é transmitida pelo Aedes aegypti, vetor de hábitos diurnos. O mosquito é originário da África, mas se espalhou pelas regiões tropicais do planeta durante os dois últimos séculos por meio do comércio internacional. Bem adaptado ao meio urbano, cresce em áreas onde há água estocada ou onde possa se acumular, como coleções de água parada, garrafas, vasos, panelas, recipientes de plástico e pneus. A maior incidência da doença coincide com o período das chuvas, que em nosso país é maior entre os meses de janeiro a maio.

Trabalhos recentes têm demonstrado que a estratégia de combater a forma adulta do mosquito pela pulverização com inseticida não é mais a melhor de combate à doença. Várias populações do mosquito apresentam resistência aos inseticidas organofosforados.

O combate ao transmissor deve ser feito, prioritariamente, para impedir a sua multiplicação desde o início. Para isso é fundamental o apoio da população, assim como ao trabalho realizado pelas equipes do Programa Saúde da Família.

A frequência da dengue e de suas complicações mais severas como a forma hemorrágica e a síndrome do choque, tem crescido de forma acentuada desde a década de 1980.

A dengue é uma doença viral causada por um de quatro sorotipos do gênero Flavivírus. A infecção por um dos sorotipos não promove proteção a qualquer outro.

Quanto à forma clínica, a doença pode cursar desde uma síndrome viral inespecífica até as formas mais severas.

A febre hemorrágica por dengue é uma condição de elevado risco de morte, caracterizada por aumento da permeabilidade capilar que pode levar ao choque hipovolemico e, em seguida, à morte. A forma hemorrágica se detecta, laboratorialmente, por uma queda considerável na contagem das plaquetas sanguíneas.

Para o desenvolvimento das formas severas da infecção, são importantes fatores de risco o tipo de cepa e sorotipo do vírus, assim como a idade, estado da imunidade, predisposição genética do paciente e contato prévio com outro sorotipo anteriormente.

A epidemia de dengue do tipo 2 e do tipo 3, que acometeu principalmente o Rio de Janeiro, produziu em todo o Brasil, nos primeiros três meses de 2008, mais de 85 mil casos e mais de 400 casos da forma hemorrágica, além de dezenas de óbitos.

Não existe tratamento específico para a infecção pelos vírus da dengue, ou seja, o tratamento é apenas sintomático e de apoio, especialmente nos casos de suspeita das formas severas, como reidratação e controle do quadro hemorrágico.

Covid-19

Em dezembro de 2019, em Wuhan, China, surgiu um novo betacoronavírus semelhante ao agente do SARS e do MERS, causando casos de síndrome respiratória aguda grave, a chamada Covid-19.

O novo vírus, responsável pela doença e denominado SARS – CoV-2, foi provavelmente transmitido por morcegos, mamífero responsável por diversas outras zoonoses, como a causada pelo Ebola.

Ao contrário do restante do mundo, até o final de março a doença começou a ser controlada na China, após a implantação de severas medidas de contenção e controle.

A pandemia causada pela Covid-19 é considerada uma crise global sem precedentes. No Brasil, até a segunda quinzena de maio de 2021, ocorreram 16 milhões de infecções e 450 mil óbitos (2,8% de letalidade), terceira maior incidência de casos e de óbitos, só menor que nos EUA e na Índia. Mas, segundo a OMS, esses números podem ser até três vezes maiores que os oficiais, com a morte pela doença podendo ter alcançado de seis a oito milhões de pessoas em todo o mundo.

Ao menos 186 países implementaram algum tipo de restrição de movimentação para diminuir a transmissão da doença, sendo que essas restrições levaram ao "lockdown" em 82 países.

As projeções do Banco Mundial consideram essa a maior recessão econômica desde a II Guerra Mundial, com milhões de pessoas perdendo o emprego e sua fonte de renda, e, em consequência, elevando substancialmente os níveis de pobreza e miséria em diversos países.

Entre as condições mais prevalentes para o desenvolvimento da doença: o diabetes, a obesidade (IMC > ou =30), o câncer e as doenças cardiovasculares, além de gestantes, idosos e fumantes, com suas comorbidades frequentes.

O período de incubação da doença costuma variar entre uma e duas semanas, e os sintomas da doença costumam ser os relacionados a uma infecção por vírus respiratório, tais como febre, tosse, dor de garganta e desconforto respiratório. No entanto, alguns pacientes podem apresentar outras sintomatologias, como mialgia, fadiga, alterações do paladar e do olfato. Outros ainda podem apresentar sintomas gastrintestinais, como diarreia, vomito e dor abdominal.

Apesar da maioria dos casos ser considerada como leve ou moderada (ou mesmo assintomática), parcelas dos pacientes acometidos, parcela variável de 5 a 15 % veem a apresentar quadros moderados a graves, especialmente insuficiência respiratória, insuficiência renal, miocardiopatia e falência múltipla de órgãos, levando a óbito em proporção significativa.

O teste mais preciso para diagnóstico da doença é o RT-PCR (reação em cadeia de polimerase – transcriptase reversa), a partir da coleta de amostra de secreção de naso ou orofaringe.

O achado radiológico mais frequente, entre os casos severos, é o de opacidade pulmonar bilateral, sendo a tomografia computadorizada mais sensível que o exame radiológico comum.

Os casos mais severos costumam apresentar as seguintes características:
- Frequência respiratória > ou = 30/minuto.
- Saturação de oxigênio < ou = 93%.
- Desenvolvimento de insuficiência respiratória requerendo assistência ventilatória.
- Ocorrência de choque.
- Necessidade de internação em unidade de terapia intensiva, monitoramento e tratamento devido a complicações com insuficiências orgânicas.

Entre os casos graves nenhum tratamento antiviral se mostrou efetivo, sendo que os medicamentos de melhor atuação até agora foram os que procuraram combater a reação inflamatória excessiva do organismo – "tempestade de citocinas"- como a dexametazona, além de anticoagulantes para impedir os fenômenos trombóticos, relativamente comuns em casos graves.

A resposta de imunidade humoral ao SARS-CoV-2 é mediada, principalmente, por anticorpos direcionados às glicoproteínas da superfície viral, especialmente para a glicoproteína S ("spike"). Esses anticorpos neutralizam a infecção em células humanas e tecidos que expressam a enzima conversora de angiotensina (ACE2), por onde o vírus penetra nas células para iniciar o processo de infecção. A vacina também estimula a imunidade celular, mediada por linfócitos T, também relevante para o combate da infecção viral.

Até maio de 2021 diversos tipos de vacinas já estão disponíveis, como a da AstraZeneca, a da Pfizer, da Moderna, da Johnson&Johnson e da Sinovac Biotech.

Sem ampla vacinação, medidas de isolamento social, uso de máscaras, higienização das mãos com álcool a 70% e conscientização da população em torno da real necessidade de se ater às medidas de prevenção, dificilmente poderemos evitar maiores danos à vida e à economia das diversas nações do nosso planeta devido à elevada contagiosidade e patogenicidade demonstradas pelas novas cepas desse novo coronavírus, como a variante amazônica, a inglesa, a sul-africana e a indiana.

Relíquias da arte de curar

Em toda questão relacionada à doença, a credulidade continua sendo um fato permanente, sem a influência da civilização ou da educação.   Sir William Osler

Receita de anticoncepcional (Egito 2200 a. C.)

Pontas de acácia bem esmagadas, juntamente com mel e tâmaras, em um chumaço de fibras, para serem introduzidas profundamente no ventre.

Receita para saber o sexo do filho (Egito 2200 a. C.)

Encher duas bolsas, feitas de tecidos, com grãos de trigo e de cevada. A gestante deverá regar as bolsas com sua urina todos os dias. Se os grãos de uma das bolsas começarem a brotar, ela dará à luz. Se brotar a cevada, nascerá uma menina. Se brotar o trigo, nascerá um menino. Se nem o trigo e nem a cevada brotarem, não haverá parto.

Receita contra resfriado(Egito, 1500 a. C.)

"Defluxo, resfriado, filho do resfriado que quebra os ossos, destrói o crânio, de modo que as sete aberturas na cabeça dos súditos de Rá, que agora se voltam em orações a Thot. Veja que eu trouxe o medicamento contra ti. Leite de quem pariu um menino, látex de agradável cheiro que te afasta. Siga para a terra, apodreça, apodreça quatro vezes".

Plantas usadas pela medicina chinesa tradicional

Yuzhizi: extraída da fruta seca, madura, da planta Akebia quinata. Tem como princípio ativo uma saponina. Tem ação diurética e anti-inflamatória.

Zexie: extraída da raiz seca da Alisma orientalis. Tem como princípio ativo o alisol. Ação diurética, tratamento da hipercolesterolemia e inibição da agregação plaquetária (menor possibilidade de trombose e infartos).

Alho: extraído da planta Allium satimm, também muito empregado pelos egípcios. Tem como princípio ativo a alicina. Ação no tratamento de doenças infecciosas (antibacteriano, antifúngico e antiviral). Antilipemico, especialmente por levar à diminuição do colesterol ruim (LDL e VLDL colesterol). Aumenta a atividade fibrinolítica do sangue e inibe a agregação plaquetária. Melhora o nível de tolerância à glicose, colaborando para controlar o diabetes.

Anemona: extraída da planta Anemona raddeana. Tem como princípios ativos as saponinas. Ação antireumática e anti-inflamatória (antiflebite).

Angelica: extraída da planta de mesmo nome. Tem como princípio ativo a angelicina. Ação analgésica, antipirética, antireumática e para o tratamento de hemorragias uterinas.

Anisodus: extraída da planta chinesa Anisodus tanguticus. Tem como principio ativo um alcalóide chamado anisodamina/anisodina. Ação antiespasmódica ao nível de arteríolas, melhorando a microcirculação. Tem também ação antiasmática, pela inibição da contração dos brônquios, quando provocada pela ação da histamina, como nas alergias.

Artemisia: extraída do broto e folhas da Artemisia annua. Tem como principio ativo a artemisinina. Tem potente ação antimalárica, contra várias espécies de Plasmodium. Em um estudo com mais de dois mil pacientes com impaludismo, todos ficaram curados com o uso da artemisinina, além dela ser efetiva no tratamento da malária por Plasmodium falciparum resistente à cloroquina.

Yadanzi: extraída da fruta madura da planta Brucea gavanica. Tem como principio ativo o quassinoide. Antigamente era usado como antimalárico, hoje é empregado no tratamento de leucemias.

Cephalotaxus: extraída de oito espécies da planta Cephalotaxus. Tem como princípios ativos alcaloides como o taxol e a cefalotaxina. Empregados na quimioterapia de tumores (câncer).

Duzhong: extraída do caule da planta Eucommia ulmoides. Tem como principio ativo a aucubina. Ação antihipertensiva sobre a musculatura lisa das arteríolas, provocando vasodilatação.

Baigno: extraído das sementes maduras, raízes e folhas da planta Ginkgo biloba. Tem como princípios ativos os gincolidos e fenóis. Ação antimicrobiana dada pelos fenóis, melhoria da atividade cerebral do idoso e da irrigação vascular periférica, por meio dos gincolidos.

Ginseng: extraído da raiz seca da planta Panax ginseng. Tem como princípios ativos algumas saponinas. Ação bastante variada, incluindo efeitos cardiovasculares, sobre o sistema nervoso, a imunidade, a atividade antitumoral e antidiabética. Sobre o sistema cardiovascular sua ação é de aumentar a freqüência cardíaca e diminuir a pressão arterial. Diminui os níveis de colesterol ruim no sangue e de triglicerídeos. Aumenta os níveis do colesterol bom (HDL). Tem ação antidiabética por diminuir os níveis de glicose no sangue e aumentar a formação de glicogênio no fígado.

Plantas usadas pelos mesopotâmios(700 a. C.)

Conheciam várias plantas medicinais como a papoula (fonte do ópio), mandrágora, meimendro, louro, mirra, incenso, açafrão, tomilho, cominho, zimbro, alho e cebola. A mais importante, no entanto, era a beladona, Atropa belladona. Seu componente químico mais importante é a atropina, um alcalóide que atua inibindo o sistema nervoso parassimpático e que pode levar à morte, se administrado em doses excessivas.

O cânhamo, Cannabis sativa, foi empregado desde a mais remota Antiguidade, na China, Índia e Mesopotâmia. Era utilizado contra as dores, em casos de bronquite, doenças da bexiga, reumatismo e insônia. Também foi empregado na adivinhação e no exorcismo.

Receita contra a tosse (Mesopotâmia, 700 a. C.)

Desmanchar eufórbio[100] em cerveja pura, mel e azeite refinado. Fazer o doente engolir o líquido de uma vez. Em seguida, tomar cerveja fria e mel. Depois provocar o vômito, com o auxílio de uma pena. Então o paciente deve comer pastéis com creme e mel, e beber vinho doce.

Receita para eliminar cálculos renais (Mesopotâmia, 700 a. C.)

Reduzir o tamanho das pedras com óleo de terebintina e com cascas de ovo pulverizadas, principalmente do ovo de avestruz.

Tratamento de pneumonias (Mesopotâmia 700 a. C.)

Fazer cataplasmas quentes de linhaça, combinando com o envolvimento em panos, que devem ser mergulhados repetidamente em água quente ou em um chá de erva-doce.

Sobre o ensino da cirurgia (Índia 400 a. C.)

"O mestre deverá procurar que seu aluno aprenda a prática cirúrgica, mesmo que já tenha estudado as diversas partes da ciência médica geral. Por mais que tenha lido, o estudante é incompetente como cirurgião, se não dominar a prática cirúrgica. Aquele que conhece apenas os seus livros ficará desorientado e amedrontado ao defrontar-se com a verdadeira doença, tal como um covarde no campo de batalha".

Sobre a ética médica (Índia 400 a.C.)

"Dedica-te inteiramente ao auxílio do doente, mesmo com a perda da tua própria vida. Jamais prejudique o doente, nem mesmo em pensamentos. Esforça-te constantemente para aprimorar teus conhecimentos. Não trates da mulher a não ser na presença do marido. O médico deve observar todas as regras do bem trajar e do bom comportamento. Quando estiver com um doente, não deve ocupar-se com

---

[100] Várias espécies de plantas pertencem às euforbiáceas. No Brasil, a seringueira é uma das mais importantes.

palavras ou pensamentos de qualquer outro assunto que não seja o caso daquele que sofre. Fora da casa do paciente ele não poderá falar sobre os acontecimentos dessa casa. Não poderá falar ao paciente sobre a possibilidade do seu falecimento, quando isso prejudicar o próprio paciente ou qualquer outro. Diante dos deuses deverás assumir esta responsabilidade. Que todos os deuses te auxiliem quando assim procederes. Caso contrário, que estejam contra ti. A isso os estudantes digam: assim seja".

Sobre a natureza das coisas (Tito Lucrécio Caro, 59 a . C.)

"A morte, em si, não é terrível; só os nossos temores do além a tornam assim. Mas o além não existe. O inferno é aqui, no sofrimento que surge da ignorância, da paixão, da belicosidade e da cobiça; e o céu é aqui, nos serenos templos da sabedoria".

Sobre como lidar com as frustrações (Sêneca, 65 d.C.)

Suportamos melhor as frustrações para as quais nos preparamos e que compreendemos, e somos atingidos principalmente por aquelas que menos esperamos e que não conseguimos entender.

Ao encararmos racionalmente as conseqüências de um desejo não realizado, teremos grande chance de perceber que as questões envolvidas costumam ser bem mais modestas do que as ansiedades que geraram.

A filosofia deve procurar nos harmonizar com a percepção da realidade e dessa forma nos poupar, senão da própria frustração, ao menos das emoções perniciosas que costumam acompanhá-la, tais como raiva ou mesmo acessos de fúria ou crises de tristeza.

A sabedoria está em distinguir corretamente as situações em que estamos livres para moldar a realidade de acordo com nossos desejos, daquelas em que somos obrigados a aceitar o que não podemos modificar com tranqüilidade e espírito desarmado.

Sermão da quarta-feira de cinzas (Padre Antônio Vieira, século XVII)

"Morrer de muitos anos e viver muitos anos não é a mesma coisa.
Ordinariamente os homens morrem de muitos anos e vivem poucos.
Também os cadáveres debaixo da terra, também os ossos nas sepulturas acompanham os cursos dos tempos e ninguém dirá que viveu.
As nossas ações são os nossos dias; por elas se contam os anos, por elas se mede a vida: enquanto obramos racionalmente, vivemos; o demais tempo duramos".

Receita para fumigação aromática (Inglaterra, 1655)

Tomar aroeira e olíbano, uma onça de cada, pílulas de cidra, raízes de poejo, ervas secas e cravos, e de cada um três dracmas. Fazer tudo num pó grosso e ferver em fogo brando, num pote perfumado com água de alfazema e vinho branco.

Recomendações para preservação da saúde (Escola de Salerno, século XVIII)

Respire um ar sereno, brilhante de pureza,
Do qual nenhuma exalação turve a clareza;
Evite os odores infectos e vapores deletérios,
Que sobem dos esgotos e empestam a atmosfera.
Quer prolongar o sucesso dos seus prazeres?
Evite o excesso do vício e da mesa.
Se o mal é insistente, cabe à arte reagir:
Mais que curar o mal, a arte deve prevenir.
O ar, o repouso e o sono, o prazer e a comida,
Preservam a saúde do homem, se saboreados com medida.
O abuso transforma em veneno esse bem inocente,
Destruindo o corpo e turvando a mente.

Receitas contra a tristeza (Portugal,1759)

"Plínio disse que os bons alimentos desterram a tristeza e sossegam as paixões; e eu digo que a boa companhia da mesa ainda tem mais eficácia que as mesmas iguarias que nela se comem".

"Se Cícero chamou morte do homem à ociosidade, também com máxima católica pode chamar de vida o emprego literário, porque a recreação dos livros é uma política cristã para a conformidade dos males, e tolerá-los com semblante alegre e heróica indústria para ser feliz, sem depender da fortuna".

A diferença entre o verdadeiro e o falso médico (Inglaterra, 1840)

O falso apresenta o mesmo remédio em todas as doenças, muito embora elas possam diferir largamente nos seus sintomas e caráter, ao passo que o verdadeiro examina, no espírito da análise filosófica, todas as peculiaridades existentes no seu paciente, bem como a sua discordância. Daí adapta com judiciosa discrição e com um julgamento correto dos seus agentes medicinais, de tal forma que possa ser a mais bem calculada para controlar e corrigir a doença do seu paciente.

Remédio para evacuação mensal (Brasil, 1843)

Toma-se um manípulo de caroços de algodoeiro, infunde-se em água fervente, por 20 minutos, com volume suficiente para uma xícara, e se deverá tomar de manhã, em jejum. Sendo tomado seis dias antes em que deveria aparecer a evacuação mensal.

A sabedoria da vida (Arthur Schopenhauer, 1851)

"Os homens pretendem mil vezes mais se tornar ricos do que adquirir cultura, embora seja certo que o que um homem é contribua muito mais para sua felicidade do que o que ele tem".

A verdade e a pesquisa (Claude Bernard, 1865)

"Quando estou em meu laboratório, começo por fechar a porta ao materialismo e ao espiritualismo; observo somente os fatos, e procuro apenas encontrar as condições sob as quais a vida se manifesta."

"Quando você se encontra com um fato que se opõe a uma teoria estabelecida, você deve aderir aos fatos e abandonar a teoria, mesmo que ela seja apoiada por grandes autoridades e usualmente adotada".

Sobre a ciência experimental (Louis Pasteur, 1884)

"A vontade é poderosa, enquanto que a ação e o trabalho geralmente seguem a vontade e quase sempre o trabalho é acompanhado pelo sucesso. Estas três coisas, vontade, trabalho e sucesso, preenchem a existência humana. A vontade abre as portas do sucesso de forma brilhante e feliz; o trabalho passa por essas portas e ao final da jornada o sucesso vem para coroar nossos esforços. E então, se sua determinação for firme, sua tarefa será como puder ser feita, se já a tiver iniciado; e você terá de caminhar em frente, se quiser concluí-la.

O cultivo da ciência, em sua expressão máxima, é talvez mesmo mais necessário para a condição moral de uma nação do que para sua prosperidade material.

Grandes descobertas, como as manifestações do pensamento na arte, na ciência e nas letras, e em uma palavra o exercício desinteressado da mente em cada direção e nos centros de instrução de onde se irradiam, introduzem a sociedade, como um todo, no espírito filosófico e científico, no espírito de discernimento que submete tudo ao raciocínio severo, condena a ignorância e descarta o erro e o preconceito. "Elas elevam o nível intelectual e o senso moral, e por meio delas a própria idéia divina é divulgada e intensificada".

Além do bem e do mal (Nietzsche, 1886)

"Os maiores sucessos e as maiores idéias (as maiores idéias são os maiores sucessos) são compreendidos muito tarde: as gerações contemporâneas não as vivem, embora elas vivam ao lado delas. Acontece na vida como no reino dos astros. A luz das estrelas mais longínquas chega tarde a nós, e, entretanto, o homem nega que tais estrelas existam. Quantos séculos necessita um espírito para ser compreendido? Também essa é uma medida, também com isso se cria uma hierarquia, assim como entre os espíritos como entre os astros.

Como tratar ataque de nervos (França, 1909)

O ataque de nervos, também chamado de crise nervosa ou crise histérica, é específico de algumas mulheres ou jovens nervosas e emotivas. Ele também pode ocorrer em homens, porém mais raramente.

A crise é, algumas vezes, anunciada com antecedência de várias horas, ou mesmo dias, através de bocejos, lágrimas ou risadas sem motivo, ou por uma sensação da presença de uma bola que sobe desde o abdômen ou o tórax até o pescoço.

A crise explode como conseqüência de uma emoção, contrariedade ou mesmo sem motivo aparente, especialmente durante o período menstrual.

Abra as janelas e dê ar ao doente, retire suas roupas, deite-o em um sofá ou em uma cama. Retire todas as pessoas desnecessárias ao seu redor. Se for uma jovem, deixe apenas a sua mãe. Se for uma dama, deixe apenas o marido ao seu lado.

Jogue água fria no seu rosto. Se a crise for forte, quem atende pode tentar comprimir, com as duas mãos, fortemente, sobre o baixo ventre, na região dos ovários, especialmente do lado esquerdo.

Não dê sais, nem odores fortes, vinagres, ou qualquer outra coisa que poderia excitar a doente e prolongar a crise. Mas pode-se, com um lenço, fazê-la inalar um pouco de éter ou água de colônia.

Os ataques terminam com lágrimas abundantes ou com um pouco de delírio. Se eles se repetirem, deve-se consultar um médico que procurará encontrar as razões primordiais destas crises e indicará o tratamento adequado a ser seguido.

Como evitar a calvície (França, 1911)

Fazer massagens diárias do couro cabeludo com a seguinte solução: Amoníaco – 4 gr.; Essência de terebintina – 13 gr. e Álcool canforado – 83 ml.

Como tratar diabetes (França, 1911)

Indicações terapêuticas:

Higiene corporal – Banhos mornos, duas vezes por semana, durante 20 minutos, acompanhados de fricção suave com uma esponja.

Higiene alimentar - Restrição de açúcar, que deverá ser substituído por glicerina ou sacarina. Restringir frutas, exceto pêssegos, damascos, maçãs, framboesas e melões, todas em pequena quantidade. Restringir farináceos. São permitidas as verduras, assim como as gorduras, manteiga, azeite, ovos e queijos. Pão em pequena quantidade. Carnes e peixes também são permitidos. Massas devem ser restringidas. Álcool, nenhum.

Como tratar epilepsia (França, 1911)

Para a prevenção das crises, preparar uma solução de hidrato de cloral, que deverá ser dada até três vezes a cada 24 horas, quando os acessos estiverem se repetindo em intervalos curtos.

Modo de preparo da solução: Hidrato de cloral – 2 gr.; Brometo de potássio – 2 gr.; Gema de ovo – 01. Água – 150 ml.

Também o clorofórmio poderá ser empregado (por via nasal), porém a sua ação é mais incerta, o mesmo com o éter e com o brometo de etila. Deve-se manter o doente em um quarto pouco iluminado, onde lhe será proibido falar ou se movimentar.

Como tratar insônia (França, 1911)

Ao anoitecer, antes da última refeição, tome um banho com sais, de duração de 45 minutos, a uma temperatura de 36/37 ºC.

Em seguida, faça uma refeição ligeira, sem álcool ou café. Vá se deitar após duas horas e meia depois de concluída a refeição.

Psicoterapia (França, 1922)

A psicoterapia é uma verdadeira ciência da qual só daremos aqui algumas indicações. Lembremos somente que:

Todo médico que goza da confiança de um doente exerce sobre ele uma ação favorável, que contribui fortemente para o sucesso terapêutico.

Apesar de útil em todo o tempo e em todo lugar, esta ação é particularmente indispensável e preciosa quando se procura tratar uma doença nervosa ou mental.

Em muitos casos, é indispensável que esta psicoterapia produza todo seu efeito de isolar o paciente, de o subtrair ao meio familiar do qual o atendimento mal feito agrava a maior parte das manifestações patológicas.

Esta psicoterapia, válida sobretudo nas afecções ditas funcionais do sistema nervoso, está longe de ser desprovida de eficácia quando se tem uma doença orgânica.

Ela necessita muita consistência por parte do médico, segurança, talento psicológico e conhecimento aprofundado do caso a tratar.

Histeria (França, 1922)

Prevenção:
Levantar as crianças de forma conveniente, poupar-lhes emoções violentas, desenvolver-lhes sobretudo a razão e a inteligência. Caso se trate de pessoas com atividade neuropática, enviá-las para viver no campo e cuidar para que não vejam um ataque histérico.

Tratamento:
1º Métodos psicoterápicos – o isolamento constitui, de longe, o melhor modo de tratamento da histeria. Algumas pessoas ficam curadas só de pensar em entrar numa casa de saúde. Para os outros, lembrar que o isolamento deve ser absoluto. Que haja visitas freqüentes do médico, que deve cuidar e envidar esforços de forma continuada e diminuindo o rigor até a cura do doente.

2º Métodos físicos – a eletricidade age, sobretudo, por sugestão. Então, ela constitui uma das medicações mais preciosas, quando é bem manejada. Quanto à hidroterapia, se a aplicarmos, recorrer, de preferência, às duchas mornas.

Amamentação do recém nascido (Alemanha, 1922)

A criança não deve receber alimento algum no primeiro dia depois do parto. A mãe tem necessidade de repouso, e, além disso, o recém nascido, em geral, não manifesta sinais de fome. Se mostrar algum incômodo, pode-se dar simplesmente algumas colheres pequenas de chá ralo, adoçado com um pouco de açúcar, ao qual se junta uma pitada de sal.

No segundo dia (24 horas após o parto), a criança será levada ao seio pela primeira vez. Para isso, a mãe, deitada, volta-se para o filho colocado ao seu lado. Em seguida, com o bico do seio preso por ela entre o dedo indicador e o médio, será introduzido na boca da criança de maneira tal que não sugue unicamente o mamilo, mas consiga prender entre o maxilar e a mandíbula todo o vestíbulo aureolar. Tenha-se, entretanto, cautela de deixar livre o nariz da criança que não deve ficar colado ao peito, pelo risco de sufocar.

No primeiro dia inicia-se a amamentação levando o lactente ao seio mais ou menos três vezes. No dia seguinte, quatro vezes, e daí por diante cinco vezes, com pausas regulares de quatro horas, mantendo durante a noite um intervalo de oito horas. Havendo inquietação da criança no decorrer da noite, pode-se dar um pouco de chá nas primeiras semanas, até que se habitue à grande pausa noturna.

Muitas crianças, quando a secreção é abundante, contentam-se com quatro mamadas por dia. O hábito de se nutrir a horas certas faz com que o lactente não exija alimento nos intervalos. Mas, quando ocasionalmente manifestar fome um pouco antes da hora marcada, ou estando dormindo ultrapassar o momento prescrito para mamar, não há inconveniente em se afastar um pouco desse regime.

O tempo de cada mamada deve durar, aproximadamente, 20 minutos. Quando a criança suga mal, ou por algum motivo sente dificuldades para mamar, o tempo pode ser elevado para trinta minutos, durante a primeira semana de vida.

Após três dias do parto, a nutriz deve sentar-se no leito para amamentar o filho.

A alimentação exclusiva da criança pelo leite materno deve ir até o sexto mês de vida. A partir daí, deve-se substituir uma das mamadas por uma sopa (feita com caldo de carne ou de legumes cozidos), à qual se junta um pouco de farinha (cevadinha, etc.), até adquirir a consistência de pirão mole, do qual se dá à criança de 150 a 200 gramas. Assim se vai passando, gradativamente, à alimentação artificial, até ocorrer o desmame por volta do nono mês ou até o primeiro ano de vida.

Como tratar a obesidade (França, 1922)

Todo obeso que quer emagrecer deve ter paciência e força de vontade, comer só ou num sanatório apropriado, e pesar-se regularmente a cada semana.

Todos os regimes desejados repousam em um mesmo princípio: redução da massa de alimentos e escolha de sua qualidade.

Alimentos a serem evitados: carnes gordurosas, molhos, manteiga, frios, purê, doces e chocolates.

Bebidas a serem evitadas: cerveja, licores, álcool, vinho, champanhe e cidra.

Exemplos de regimes dietéticos:

1. Para o grande obeso – repouso na cama.
Primeira semana: 3 a 4 litros de leite por dia, e um ou dois ovos.
Segunda semana: 3 litros de leite, e um ovo por dia.
Terceira semana: 3 litros de leite por dia. O doente se levantará.
Quarta semana: 2 litros de leite por dia. Alguns exercícios, como caminhada.

2. Para o obeso médio.
Café da manhã: taça de chá morno, com um pouco de suco de limão.
Almoço: bife grelhado, salada com um pouco de óleo, vinagre e suco de limão. Espinafre ou chicória. Uma fruta. Um pedaço de pão grelhado.

Jantar: frango ou pássaro ou caça, sem molho e em pequena quantidade. Salada. Uma fruta. Um pedaço de pão grelhado.

Abster-se de cerveja, licores, açúcar, bolos, e colocar pouco sal nos alimentos. Água à vontade.

Complemento à dieta, para pessoas sem outros problemas de saúde: exercícios físicos (longas caminhadas, natação, patinação, etc.) praticados seguindo um roteiro metódico. Banhos quentes, banhos a vapor e massagens.

Pessoas obesas e com complicações cardíacas: não proceder à cura de emagrecimento a não ser com extrema prudência.

A defesa da homeopatia (França, 1922)

"A homeopatia, que poderíamos mais exatamente chamar de homeoterapia, é um método terapêutico quase desconhecido pelos médicos modernos. Ela é, entretanto, tão velha quanto o mundo. Hipócrates definiu o princípio como uma das bases da medicina. Ela sempre foi empregada. Paracelso, Van Helmont, Sthal fundaram sua terapêutica sobre ela, mas no dia em que ela foi erigida em doutrina por Samuel Hahnemann parece que se passou a enxergá-la como uma jovem herética excomungada. É necessário, ao menos, saber do que se trata:

O princípio da homeopatia é este: "os semelhantes são curados pelos semelhantes". Quando lemos os autores antigos, nos apercebemos que esta idéia governava, quase sempre, sua terapêutica, e que eles recorriam à lei que assim podemos enunciar: similia similibus curantur.

Definitivamente, o homeopata, diante de um doente, o analisa longamente, procura todos os sintomas que ele apresenta e lhe administra o remédio que lhe devolverá a saúde. Este princípio tendo sido posto, uma conseqüência decorre necessariamente dele. É necessário conhecer a ação sobre o homem sadio dos remédios nele aplicados. Hahnemann, e depois seus discípulos, estudaram sistematicamente (sobre eles próprios e seus alunos) uma quantidade considerável de substâncias, anotando cuidadosamente seus efeitos, sensações, mudanças psíquicas e físicas, e dessa forma editaram uma imensa obra que eles chamaram de "matéria médica pura".

Uma segunda conseqüência da lei da similitude foi a atenuação das doses. Não era uma idéia preconcebida. Hahnemann empregava, de início, doses muito fortes de remédios, a tal ponto que seus compatriotas o chamavam de perigoso. Pouco a pouco, ele percebeu que essas doses começavam, antes de curar, por exagerar o estado mórbido, o que se concebe facilmente. Em seguida, notou que as menores doses, não somente não agravavam, como curavam melhor e mais rápido.

Atenuando cada vez mais as doses, ele chegou a doses infinitesimais, diariamente empregadas desde então por seus adeptos, se bem que não se conceba mais, atualmente, a homeopatia como separável do emprego de doses infinitesimais.

Resumindo, a homeopatia é um método terapêutico que trata as doenças pelos remédios que produzem sobre o homem os mesmos sintomas apresentados pelo doente. E tem como corolário a necessidade do estudo dos efeitos produzidos por esses remédios sobre o homem sadio e o emprego de doses infinitesimais.

Como prevenir cefaléia e enxaqueca (França, 1925)

a) Evite a estafa cerebral, o sedentarismo, a imobilidade, a clausura; viva em ambientes bem arejados, e faça exercícios físicos regularmente.
b) Faça refeições ligeiras, de preferência vegetarianas: ovos, cremes, sopas, purês, frutas, saladas e pães. Beba bastante líquido. Evite os alimentos que contenham chocolate.
c) Evite a constipação por meio de um regime laxativo, usando lavagens e supositórios. Use compressas frias sobre o ventre.
d) Aja sobre a pele por meio de banhos quentes: mantenha a água, acima dos ombros, em temperatura de 38 a 40ºC, todas as manhãs.

Sobre a escolha da medicina (Sigmund Freud, 1935)

"Embora vivêssemos em circunstâncias muito limitadas, meu pai insistiu que, na escolha de uma profissão, eu deveria seguir minhas próprias inclinações. Nem naquele tempo, nem, na verdade, no restante da minha vida, eu senti qualquer predileção especial pela carreira de médico. Eu era movido mais por um tipo de curiosidade, que era, entretanto, direcionada mais às inquietações humanas que na direção de objetos naturais, nem tinha reconhecido a importância da observação como uma das melhores maneiras de ser gratificado. Ao mesmo tempo, as teorias de Darwin, então de grande interesse, atraíram-me fortemente, porque estendiam nossas esperanças em um extraordinário avanço da nossa compreensão do mundo. E ouvindo o belo ensaio de Goethe sobre a natureza, lido em voz alta em uma conferência a que assisti pouco antes de deixar a escola, levaram a decidir-me por estudar medicina".

Sobre a história da ciência (George Sarton, 1941)

"A história da ciência, e em particular a história da medicina, não é simplesmente um relato de descobertas. Seu propósito é explicar o desenvolvimento do espírito científico, a história das reações do homem à verdade, a história da gradual liberação de nossas mentes da escuridão e do preconceito".

Sobre a complexidade da natureza (John Barrow, 1994)

"Existe uma forma de caos que é causada pela ordem excessiva; por muitas leis; por muita complexidade. Nossa confiança na simplicidade da Natureza pode ser imerecida. A Natureza pode nos parecer simples somente porque ela nos revelou muito pouco de seus segredos. À medida que vamos mais fundo na estrutura microscópica da matéria e do espaço-tempo poderemos descobrir um filão de grande complexidade criado pela interação simultânea de um enorme número de fatores. Tal situação pode parecer como sem lei, como puro caos".

Sobre a arte da vida (Zygmunt Bauman, 2009)

"Não importa em que direção você olhe, a reflexão sobre a arte da vida conduz, em última instância, à idéia de autodeterminação e autoafirmação, e à força de vontade que enfrentar essa tarefa tão assombrosa necessariamente exige. Ser você mesmo consiste em rejeitar e repelir resolutamente definições e identidades impostas ou insinuadas por outros".

Epílogo (Sobre o presente e o futuro)

Precisamos da história, mas não como dela precisam os ociosos que passeiam no jardim da ciência. Vantagens e desvantagens da história para a vida
Friedrich Nietzche

O crescente desenvolvimento científico e tecnológico aplicado atualmente ao diagnóstico e tratamento de vários tipos de doenças - e, principalmente, para as doenças crônico-degenerativas (incluindo as doenças terminais) - tem levado a um incontrolável aumento dos custos da assistência médico-hospitalar em todo o mundo, inclusive nos países desenvolvidos.

Em regiões onde estes recursos são escassos, como no Brasil, o modelo baseado fortemente em uma medicina curativa produz grandes distorções e terríveis dilemas.

Ao mesmo tempo em que a mídia exalta os grandes avanços de uma ciência cada vez mais apoiada em uma tecnologia cara e complexa, recursos a cada dia mais escassos têm que ser administrados para fazer frente a um imenso desafio.

Como atender às populações mais carentes, sujeitas, ainda hoje, à falta de saneamento básico, carências nutricionais de toda ordem, exposição a vários tipos de endemias, acesso limitado a um sistema público eficiente, com carência de moradia decente, sem acesso à informação, expostas diariamente a vários tipos de violência física e psíquica, sem acesso ao lazer e sem uma formação profissional que lhe permita obter uma renda digna?

O modelo atual, que privilegia o tratamento, gera um considerável consumo do dinheiro público, além de transformar o Estado em mero repassador de recursos do setor público para a iniciativa privada, em detrimento dos reais interesses da ampla maioria da população.

Este modelo apresenta como uma manifestação de sua falência a não correlação entre o aumento dos gastos em saúde e a mortalidade infantil e a esperança de vida ao nascer[101]. O acesso à atenção médica tende a variar de forma inversa às necessidades da população e na distribuição relativa entre os diversos grupos sociais, conforme alguns indicadores sanitários.

Nos EUA, país mais rico do planeta, milhões de pessoas não são atendidas por nenhum sistema de saúde, especialmente parcelas da população constituídas por pessoas pobres e de raça negra.

No Brasil, até 1990, as regiões mais pobres, como Norte e Nordeste, recebiam juntas apenas 21% dos recursos repassados pelo Ministério da Saúde para atendimento ambulatorial, enquanto apenas o Sul e Sudeste, regiões mais ricas, recebiam a maior parte, ou 72% dos recursos[102].

Outra questão relevante diz respeito aos reais gastos do governo com a saúde. Estudos feitos pelo Conselho Federal de Medicina demonstram que de 2001 a 2013 foram autorizados 80,5 bilhões de reais para investimentos do Ministério da Saúde, mas que somente 33 bilhões foram efetivamente gastos, ou seja, apenas 41% do orçamento previsto[103].

Ainda sofremos com a cultura da hospitalização, além do fato das universidades continuarem insistindo na formação de médicos com forte apelo individualista. Eles são preparados apenas para atuar em hospitais com forte apoio tecnológico, distanciados de cenários mais adequados para o ensino-aprendizagem. O ensino na comunidade poderia ser uma alternativa, onde há diversas oportunidades de tornar o aprendizado dos estudantes bem mais enriquecido, ao mesmo tempo em que não é repetitivo em relação ao que é ensinado nas escolas e nos hospitais universitários.

Como exemplo dessas atividades pode-se citar a participação em programas de imunização, em inquéritos epidemiológicos, na busca ativa de pacientes com doenças crônico-degenerativas (diabetes, hipertensão, etc.) ou doenças infecciosas (como hanseníase e tuberculose), em vigilância sanitária, em educação para a saúde, na participação em programas de desenvolvimento da comunidade, em escolas públicas e em várias outras áreas e atividades de interesse social.

Por outro lado, o currículo médico sempre se caracterizou pela falta de disciplinas da área de ciências humanas, limitando o conteúdo humanístico do ensino médico formal a tópicos isolados de disciplinas afins, como a Ética Médica e a Psicologia Médica. Isto é um erro, como para os que consideram a medicina o ponto de encontro das ciências biológicas com as ciências humanas. Em consequência, o preparo do médico é incompleto sem uma formação humanista.

Algumas faculdades do país têm se preocupado com essas questões e têm procurado dar ao perfil do médico a ser graduado algumas características que

---

[101] Nos últimos anos tem ocorrido queda nas taxas de mortalidade infantil devido, principalmente, às ações dos agentes comunitários do programa Saúde da Família e de organizações não governamentais como a Pastoral da Criança, entidade que acompanha 1,6 milhões de crianças e mais de 70 mil gestantes em mais de 32 mil comunidades de todo o país.

[102] Segundo Laura Camargo M. Feeuerwerker, em *Mudanças na educação médica e residência médica no Brasil*.

[103] Tribuna especial, Médico em dia, Associação Médica de Brasília, n.154, março-abril de 2014.

atendam a essas necessidades. Para estas faculdades os novos médicos devem, além de uma excelente capacitação técnica, possuir as seguintes competências:
- Exercer a medicina com postura ética e humanística em relação ao paciente, à família e à comunidade.
- Ter uma visão social do papel do médico.
- Saber atuar em equipe multiprofissional, relacionando-se com os demais membros em bases éticas.
- Informar e educar seus pacientes, familiares e comunidade quanto à promoção da saúde, além da prevenção, tratamento e reabilitação das doenças, usando técnicas adequadas de comunicação.
- Estar estimulado e capacitado para a prática da educação permanente, especialmente para a autoaprendizagem, conseqüência da necessidade de atualização constante, provocada pela crescente e contínua massa de novas informações na área da saúde.

Outra questão é a falta de terminalidade no curso médico, fazendo com que a residência médica se torne essencial à formação do profissional, o que contribui para elevar a formação de especialistas em detrimento de médicos generalistas, como seria mais adequado para atender às necessidades maiores das populações mais carentes do país.

Além disso, a residência médica - regra geral - carece tanto de diretrizes curriculares quanto de diretrizes específicas, ou seja, da definição de competências e habilidades que orientem a formação adequada em cada especialidade, sem contar o fato de inexistir uma regulamentação e fiscalização satisfatória dos cursos de residência médica em nosso país.

Por outro lado, em sua maioria as faculdades não estão contribuindo para a inserção no mercado de trabalho de profissionais adaptados às novas demandas e desafios exigidos pelos problemas de saúde que serão prevalentes no século XXI.

Neste século, prevê-se o aumento das doenças psiquiátricas (principalmente a ansiedade e a depressão), das doenças relacionadas ao tabagismo e as sexualmente transmissíveis (ligadas ao sexo não seguro), além das patologias a elas associadas.

Também aumentará de importância a violência urbana (com suas conseqüências em termos de saúde pública) e o atendimento aos idosos.

A Organização das Nações Unidas considera o período de 1975 a 2025 como a *Era do Envelhecimento*, sendo considerado como principais responsáveis para isso o declínio da natalidade – motivado principalmente pela adoção de melhores práticas anticoncepcionais – e da mortalidade, devido à melhoria das tecnologias em saúde, controle mais eficiente das doenças infectocontagiosas e melhoria das condições sanitárias em geral.

Assim, as práticas de saúde se deslocarão das doenças agudas, em jovens, para as doenças crônicas, em idosos, grupo de pessoas que se caracterizam por tenderem, com o passar do tempo, a ser menos autônomas e mais vulneráveis.

A atenção às famílias passará a desempenhar um papel cada vez mais importante, assim como o atendimento domiciliar. Em conseqüência, novas estruturas organizacionais deverão surgir em resposta às novas demandas, passando-se a priorizar uma postura de prevenção das doenças e de promoção da saúde.

A pandemia, provocada pelo novo coronavírus, mostrou de forma bastante significativa, a importância de estarmos permanentemente alertas para o surgimento de novas zoonoses. Áreas de florestas são reservatórios de diversos microrganismos desconhecidos, especialmente de vírus. À medida que penetramos nessas áreas – como por meio de queimadas, desmatamento, mineração, invasão de áreas indígenas, etc. – estamos sujeitos a termos problemas semelhantes no futuro. Nada que fazemos contra a natureza fica impune. De uma forma ou de outra toda a humanidade paga o preço pela falta de responsabilidade, ganância e egoísmo de alguns.

E ainda o Estado precisará investir mais na construção de redes de saneamento básico e na melhoria da qualidade da água que é oferecida à população. E ainda em sistemas de coleta e tratamento de lixo, em imunização (incluindo maior diversificação das vacinas disponíveis), na construção de redes de drenagem de águas pluviais e no combate aos vetores das principais doenças infecciosas e parasitárias.

Não podemos ainda esquecer a educação, que, em nosso país, ao elitizar o saber - não propiciando um ensino básico leigo, gratuito e universal de qualidade - tem impedido a maioria da população ao acesso a esse direito fundamental à construção da cidadania, entendida como a expressão concreta do pleno exercício da democracia, desde que educar não é somente transmitir um saber, mas também formar cidadãos livres e que sejam construtores de um projeto de nação que tenha como princípios norteadores valores como a liberdade, a solidariedade, a paz e o desenvolvimento com justiça social.

Agradecimentos

A todos os que - com suas críticas, reflexões e sugestões - contribuíram para aprimorar esse texto ao longo do tempo.

À minha mulher e a toda a minha família pelo carinho e atenção.

Aos leitores, razão de ser dessa obra.

Bibliografia

Ackerknecht,E.H. A short history of medicine. The Ronald Press,Co., New York, 1955.

Adler,M.J., Editor. Hipocrates&Galen, Great books of the western world, 5th Edition, Encyclopaedia Britannica Inc., Chicago, 1994.

Adler, R.E Médicos revolucionários; de Hipócrates ao genoma humano. Ediouro, Rio de Janeiro, 2004.

Alberg, A.J.; Shopland, D.R. and Cummings, K.M. The 2014 Surgeon General's Report Commemorating the 50th Anniversary of the Report of the Advisory Committee to the US Surgeon General and Updating the Evidence on the Health Consequences of Cigarette Smoking. American Journal of Epidemiology, vol. 179:403-412, 2014.

Almeida, L.D. Suscetibilidade: novo sentido para a vulnerabilidade. Revista Bioética;18(3):537-548, 2010.

Almeida, M. J. Educação médica e saúde; possibilidades de mudança. Editora UEL, Londrina, 1999.

Andery, M.A.; Micheletto, N.; Sério, T.M.P.; Rubano, D.R.; Moroz, M.; Pereira, M.E.; Gioia, S.C.; Gianfaldoni, M.; Savioli, M.R. e Zanotto, M.L. Para Compreender a Ciência, uma perspectiva histórica, 9ª edição, EDUC, S. Paulo, 2000.

Aranha, M. L. A. História da Educação e da Pedagogia, 3ª edição, Moderna, S. Paulo, 2006.

Atkinson,D.T. Magic, myth and medicine, Fawcett Publications,Inc., New York, 1956.

Auber, E. Philosophie de la medicine, Librarie Germer Baillié, Paris, 1865.

Avila-Pires,F. Princípios de Ecologia Médica, 2ª edição, Editora da UFSC, Florianópolis, 2000.

Barquin,M. Historia de la medicina, su problematica actual, 5ªedición, Francisco Mendez Oteo, editor, Libreria de medicina, Mexico,D.F., 1980.

Barrett,J.T. Textbook of immunology, 4th edition, The C.V. Mosby Co.,St. Louis, 1983.

Bass,J.B., redator. Tuberculose, Clínicas Médicas da América do Norte, vol. 6, Interlivros, Rio de Janeiro, 1993.

Bauman,Z. A arte da vida, Zahar, Rio de Janeiro, 2009.

Beckett, W. História da Pintura, Editora Ática, S. Paulo, 1997.

Berlingoff, W.P. e Gouvea, F.Q. A Matemática Através dos Tempos, Editora Blucher, S. Paulo, 2008.

Bernard, C. De la physiologie genérale, Librarie Hachette, Paris, 1872.

_____. La science experimentale, 5éme edition, Librarie J.B. Bailliére et fils, Paris, 1911.

Bernard, J. Esperanças e Sabedoria da Medicina, Editora UNESP, S. Paulo, 1997.

Bingham, P.; Verlander, N.Q.; Cheal, M.J. John Snow, William Farr and the 1849 outbreak of cholera that affected London: a reworking of the data highlights the importance of the wáter supply. Public Health, vol. 118:387-394, 2004.

Boisson,R. Histoire de la mèdecine. Librarie Larousse, Paris, 1967.

Botelho, J.B. e Costa, H.L. Pajé: reconstrução e sobrevivência. História, Ciências, Saúde-Manguinhos, Rio de Janeiro;13(4):927-956, 2001.

Botton, A. As consolações da filosofia, Rocco, Rio de Janeiro, 2001.

Bousquat, A. e Cohn, A. A dimensão espacial nos estudos sobre saúde: uma trajetória histórica. História, Ciências, Saúde – Manguinhos, Rio de Janeiro, Vol.11(3):549-568, 2004.

Bouzon, E. O código de Hammurabi, Editora Vozes, Petrópolis, 1976.

Braudel, F. Civilização material, economia e capitalismo: séculos XV-XVIII. As estruturas do cotiano, Martins Fontes, S. Paulo, 2005.

_____. Civilização material, economia e capitalismo: séculos XV-XVIII. O tempo do mundo, Martins Fontes, S. Paulo, 2009.

Brier, B. Infectious diseases in ancient Egypt. Infectious Disease Clinics of North America, 18:17-27, 2004.

Bonita, R.; Beaglehole, R. e Kjellström, T. Epidemiologia básica, 2ª edição, Organização Mundial de Saúde, Livraria Santos Editora, S. Paulo, 2010.

Brody, D.E. e Brody, A.R. As sete maiores descobertas científicas da história, Companhia das Letras, S. Paulo, 2001.

Brooks,C.M. and Cranefield,P.F. The historical development of physiological thought, The Hafner Publishing Co., New York, 1959.

Bulcão, L.G.; El-Kareh, A.C. e Sayd, J.D. Ciência e ensino médico no Brasil (1930-1950). História, Ciências, Saúde – Manguinhos, Rio de Janeiro, v.14(2):469-487, 2007.

Burns,E.M. História da Civilização Ocidental,2ªedição, 2 volumes, Editora Globo, Porto Alegre, 1964.

Burns,G.W. e Bottino,P.J. Genética, 6ª edição, Guanabara Koogan, Rio de Janeiro, 1991.

Bynum, W. História da medicina, L&PM Pocket, Porto Alegre, 2011.

_____. Uma breve história da ciência. L&PM, Porto Alegre, 2013.

Calder, R. O homem e a medicina. Boa Leitura Editora, S. Paulo, 1976.

_____. O homem e a medicina, mil anos de trevas. Livraria Editora Ltda., S. Paulo, 1976.

Carlini, E.L.A. e Luz, M.T. Medicina: A questão da homeopatia, Ciência Hoje, vol. 7(39), janeiro/fevereiro, 1988.

Castiglioni, A. A history of medicine, 2nd edition, Alfred A. Knopf, New York, 1958.

Cerda, J.L. e Valdivia, G.C. John Snow, la epidemia de cólera y El nacimiento de La epidemiologia clínica. Revista Chilena de Infectologia, Vol. 24(4):331-334, 2007.

Coelho, E.C. As profissões imperiais: medicina, engenharia e advocacia no Rio de Janeiro, 1822-1930, Editora Record, S. Paulo, 1999.

Coelho, F.R.G. coordenador. Curso Básico de Oncologia do Hospital A. C. Camargo, Medsi Editora Ltda., Rio de Janeiro, 1996.

Comby, J. Deux cent soixante consultations médicales pour les maladies des enfants, 8ª édition, Masson et Cie., éditeurs, Paris, 1925.

_____. Formulaire du poche pour les maladies des enfants, cinaquiémé édition, Vigot frérés, éditeurs, Paris, 1921.

Cowen, D.L. and Segelman, A. B. Editors. Antibiotics in historical perspective, Merck&Co., Inc., 1981.

Cruz, O .G. Opera Omnia. Instituto Oswaldo Cruz, Rio de Janeiro, 1972.

Damásio, A. R. O erro de Descartes: emoção, razão e o cérebro humano, Companhia das Letras, S. Paulo, 1996.

Darwin, C. The Origin of Species, by means of natural selection or the preservation of favored races in the struggle for life. Batam Books, New York, 1859.

Davies, K. Decifrando o genoma, Companhia das Letras, S. Paulo, 2001.

Dawber, T.; Meadors, G. and Moore Jr., F. Epidemiological approaches to heart disease: The Framingham study. American Journal of Public Health, vol.41:279-286, 1951.

Del Priore, M. e Venancio, R. Uma breve história do Brasil, Editora Planeta do Brasil, S. Paulo, 2010.

Desmond, A.&Moore, J. Darwin, a vida de um evolucionista atormentado, 3ª edição, Geração Editorial, S. Paulo, 2000.

Diepgen, P. Historia de la medicina, Editorial Labor, Madrid, 1932.

Doll, R. and Hill, A.B. Smoking and carcinoma of the lung. British Medical Journal, vol.2: 739-748, 1950.

Donini, A. Breve história das religiões, Editora Civilização Brasileira, Rio de Janeiro, 1965.

Duncan, B.B. et al. Doenças crônicas não transmissíveis no Brasil: prioridade para enfrentamento e investigação. Revista de Saúde Pública, vol. 46(Supl.):126-134, 2012.

Durant, W. Heróis da História, Ediouro, Rio de Janeiro, 2002.

Entralgo,P.L. La medicina hipocrática, Ediciones de la revista de occidente, Madrid, 1970.

Etchegoyen, R.H. Fundamentos da técnica psicanalítica, 2ª edição, Artes Médicas, Porto Alegre, 1989.

Eyler, J.M. The changing assessments of John Snow's and William Farr's cholera studies. Soz-Präventivmed, vol. 46:225-232, 2001.

Facchinetti, C. et al. No labirinto das fontes do Hospício Nacional de Alienados. História, Ciências, Saúde – Manguinhos, Rio de Janeiro, v. 17, supl.2, 2010, p.733-768.

Fernandes, A. T., editor chefe. Infecção Hospitalar e suas interações na área da saúde, 2 vol., Atheneu, S. Paulo, 2000.

Fernandes, F., coordenador. Habermas, sociologia, 3ª edição, Editora Ática, S. Paulo, 1993.

Ferreira Antunes,J.L.; Nascimento, C.B.; Nassi,L.C. Instituto Adolfo Lutz.100 anos do laboratório de saúde pública, Editora Letras&Letras, S. Paulo, 1992.

Feuerwerker, L.C.M. Mudanças na educação médica e residência médica no Brasil, Hucitec/Rede unida, S. Paulo, 1998.

Fonseca, M.R.F. Fontes para a história das ciências da saúde no Brasil (1808-1930), História, Ciências, Saúde – Manguinhos, Rio de Janeiro, vol. 9 (suplemento):275-288, 2002.

Formulaire Astier. Vademecum de Médecine Pratique, Librarie du Monde Médical, Paris, 1922.

Foucault,M. História da Loucura, Editora Perspectiva, S. Paulo, 1972.

Fox, C.S. et al. Temporal trends in coronay heart disease mortality and sudden cardiac death from 1950 to 1999: the Framingham heart study. Circulation, vol. 110:522-527, 2004.

Friedman,M e Friedland, G. As dez maiores descobertas da medicina,Companhia das Letras,S. Paulo, 2000.

Freud, S. Obras completas, 3 tomos, 4ª edición, Editorial Biblioteca Nueva, Madrid, 1981.

G. Lemoine et E. Gérard. Formulaire Consultations Médicales et chirurgicales, Vigot Frères, Editeurs, Paris, 1911.

Galesi, V.M.N. e Almeida, M. M. B. Indicadores de morbimortalidade hospitalar de tuberculose no município de São Paulo. Revista Brasileira de Epidemiologia, 10(1):48-55, 2007.

Garrison, F.H. An introduction to the history of medicine, 4th edition, W.B. Saunders Co., Philadelphia, 1967.

Glasscheib, H.S. Os grandes segredos da medicina, Edição Livros do Brasil, Lisboa, 1961.

Gomes, O .C. História da Medicina no Brasil no Século XVI, Instituto Brasileiro de História da Medicina, Rio de Janeiro, 1974.

Gordon, R. A assustadora história da medicina, 9ª edição, Ediouro publicações, Rio de Janeiro, 1996.

Goulart, F. A. A. Saúde, doença e sistemas de cuidados: panorama das próximas décadas. Brasília Médica, 2000;37(1/2):46-50.

Grupo de Trabalho - Curso de Medicina, Projeto Pedagógico. Fundação de Ensino e Pesquisa em Ciências da Saúde, Secretaria de Saúde, Governo do Distrito Federal, 2001.

Guillebaud, J.C. A Força da Convicção, Bertrand Brasil, Rio de Janeiro, 2005.

Guillén, D.G., Albarracin, A., Arquiola, E., Erill, S., Montiel, L., Peset, J.L., e Entralgo, P.L. História do Medicamento, Glaxo do Brasil, Rio de Janeiro, 1993.

Gunnel, J.G. Teoria Política, Editora Universidade de Brasília, Brasília, 1979.

Guthrie, D. A history of medicine, Thomas Nelson and sons Ltd., London, 1945.

Haggard, H.W. El médico en la historia, Editorial Sudamericana, Buenos Aires, 1962.

Han, E. et al. Lessons learned from using COVID-19n restrictions: a analysis of countries and regions in Asia Pacific and Europa. Lancet 2020; 396: 1525-1534.

Hardman, J.G. and Limbird, L.E. , editors. The pharmacological basis of therapeutics, 9th edition, McGraw-Hill, New York, 1996.

Hardy, A. Water and the search for public health in London in the eighteen and nineteen centuries. Medical history, vol. 28(3):250-282, 1984.

Hayek, S.,tradutor. Alcorão sagrado. Tangará Expansão Editorial,São Paulo, 1977.

Hegel, G.W.F. Filosofia da História,2ª edição, Editora Universidade de Brasília, Brasília, 1999.

Heisenberg,W. Física e Filosofia, 4ª edição, Editora Universidade de Brasília, Brasília, 1999.

Herson,B. Cristãos novos e seus descendentes na medicina brasileira (1500/1850). EDUSP, S. Paulo, 1996.

Hessen, J. Teoria do conhecimento, Armênio Amado Editor, Coimbra, 1964.

Hirayama, T. Non-smoking wives of heavy smokers have a high risk of lung câncer. British Medical Journal , vol. 282: 183-185, 1981.

Hobsbawn,E. Sobre História, Editora Schwarcz Ltda., S. Paulo, 1998.

Hohenheim,P.T. Paracelso, a chave da alquimia. Editora Três, S. Paulo, 1973.

Inzucchi, S.E. and Sherwin, R.S. Type 2 diabetes mellitus. In Cecil Medicine, 23rd ed., Saunders Elsevier, Philadelphia, 2008.

Kaplan, H.I. e Sadock, B.J. Compêndio de Psiquiatria, 7ª edição, Artmed, Porto Alegre, 1997.

Kemp, A. e Edler, F.C. A reforma médica no Brasil e nos Estados Unidos: uma comparação entre duas retóricas. História, Ciências, Saúde – Manguinhos, Rio de Janeiro, vol. 11(3):569-585, 2004.

Koestler, A. O Homem e o Universo, IBRASA, S. Paulo, 1989.

Kuhn, T. A estrutura das revoluções científicas, 3ª edição, Perspectiva, S. Paulo,1995.

Jacoulet,F. Guide du Médecin Praticien, deuxième édition, Librairie J.B. Baillière et fils, Paris, 1922.

Kleinschmidt, H. Formulario Pratico de Therapeutica Infantil, 1ªedição brasileira, Pongetti&Cia, Rio de Janeiro, 1925.

Kerr-Pontes, L.R.S., Oliveira, F. A.S. e Freire, C. A. M. Tuberculose associada à AIDS: situação de região do Nordeste brasileiro. Revista de Saúde Pública, vol. 31:323-329, 1997.

Klobentz, G.D. The threat of pandemic influenza: why today is not 1918, World Medical & Health Policy, vol.1:Iss, Article 9, 2009.

Lai, C. et al. Factors associated with clinical outcomes in patients with Coronavirus Disease 2019 in Guangzhou, China. Journal of Clinical Virology 2020; 133: 1-6.

Leavell,H. e Clark,E.G. A medicina preventiva, Editora MacGraw-Hill do Brasil Ltda., S. Paulo, 1978.

Leonardo,R. A. History of medical thought, Froben Press, New York, 1946.

Lewis,P. Editor. The History of Medicine, Reed International Books Ltd., New York, 1996.

Lira Neto. Arrancados da Terra: Perseguidos pela Inquisição na Península Ibérica refugiaram-se na Holanda ocuparam o Brasil e fizeram Nova York. Companhia das Letras, S. Paulo, 2012.

Lisboa, A.M.J. O currículo arco-íris. Reflexões sobre o ensino médico, Linha Gráfica Editora, Brasília, 1999.

Lopes,O .C. A medicina no tempo, Editora da Universidade de S. Paulo, S. Paulo, 1969.

Lopez, A . e Mota, C.G. História do Brasil – Uma Interpretação, Editora Senac, S. Paulo, 2008.

Lown, B. A arte perdida de curar. Editora Peirópolis, S. Paulo, 2008.

Lyons, Al.S. e Petrucelli, J.,Editores. História da Medicina, Editora Manole Ltda., S. Paulo, 1997.

Machado, C.A. O papel da tradução na transmissão da ciência: o caso do Tetrabiblos de Ptolomeu. Tese para obtenção de título de Doutor em Letras da PUC-Rio, Rio de Janeiro, 273 p., 2010.

Macoris, M.L., et al. Resistance of Aedes aegypti from the state of São Paulo, Brazil, to organophosphates insecticides. Mémórias do Instituto Oswaldo Cruz, 98(5): 703-708, 2003.

Magnoli, D. Uma gota de sangue, Editora Contexto, S. Paulo, 2009.

Mahmood, S.S. et al. The Framingham heart study and the epidemiology of cardiovascular diseases: a historical perspective. Lancet, vol. 383: 991-1008, 2014.

Mandell,G.L., editor. Principles and Practice of infectious diseases,4th Edition, Churchill Livingstone, New York, 1995.

_____. Principles and Practice of Infectious Diseases, 6th Edition, Churchill Livingstone, New York, 2005.

Marcondes, D. Iniciação à história da filosofia, 12ª edição, Zahar, Rio de Janeiro, 2008.

Marcondes, E., Gonçalves, E.L. Educação Médica, Sarvier, S. Paulo, 1998.

Mastrocolla,L.E., Andriolo,A. e Carvalhaes Neto,N. 1º Encontro de Medicina Laboratorial, Laboratório Fleury, S. Paulo, 1999.

Meadows, A . J. A comunicação científica, Briquet de Lemos/Livros, Brasília, 1999.

Medical Professionalism Project. Medical professionalism in the new millenium: a physicians charter, The Lancet,vol. 359, February 9, 2002.

Millan, L.R.; De Marco, O.L.N.; Rossi, E. E Arruda, P.C.V. O universo psicológico do futuro medico / vocação, vicissitudes e perspectivas, Casa do Psicólogo Livraria e Editora, S. Paulo, 1999.

Miller: Anesthesia, 5th Edition, Churchill Livingstone, New York, 2000.

Ministério da Saúde. Influenza Pandêmica (H1N1) 2009, informe epidemiológico, ano 1, nº 10, Nov. 2009.

Miroli, A. B. La Medicina en el Tiempo, Libreria El Ateneo, Buenos Aires, 1978.

Mlodinov, L. O andar do bêbado – como o acaso determina nossas vidas, Zahar, Rio de Janeiro, 2009.

Montgomery, R.; Conway,T.W.;Spector, A.A., e Ginsberg, B.H. Bioquímica, uma abordagem dirigida por casos, 5ª edição, Artes Médicas, S. Paulo, 1994.

Morabia, A. Snow and Farr: a scientic duet. Soz-Präventivmed, vol. 46:217-224, 2001.

Moriyama, I.M.; Loy, R.M.; Robb-Smith, A.H.T. History of the statistical classification of diseases and causes of death. Center for Disease Control and Prevention, Atlanta, 2011.

Moreira de Azevedo. A faculdade de medicina do Rio de Janeiro, Notícia histórica lida no Instituto Histórico e Geográfico Brasileiro, em 1866.

Morin. E. Os sete saberes necessários à educação do futuro, 4ª edição, Cortez Editora, S. Paulo, 2000.

Morral, J. Aristóteles, Pensamento Político. Editora Universidade de Brasília, Brasília, 1977.

Motoyama, S., organizador. Prelúdio para uma história - ciência e tecnologia no Brasil, Edusp, 2004.

Muss, H.B. Breast câncer and differential diagnosis of benign lesions. In Cecil Medicine, 23rd ed., Saunders Elsevier, Philadelphia, 2008.

Nejar, C. História da literatura brasileira, Editora Leya, S. Paulo, 2011.

Nichols Jr., B.L. & Ballabriga, A., editors. History of Pediatrics (1850-1950), Raven Press, New York, 1991.

Nietzsche, N. Além do bem e do mal, Editora Vozes, Petrópolis, 2009.

Novais, F.A. Aproximações - Estudos de História e Historiografia, Cosac Naify, S.Paulo, 2005.

Oda, A. M.; Piccinini, W.; Dalgalarrondo, P. Juliano Moreira (1873-1933): Founder of Scientific Psychiatry in Brazil, Am.J. Psychiatry 162:4,666, 2005.

Oliveira, P.M. Hospital de São Sebastião (1889-1905): um lugar para a ciência e um lazaretto contra as epidemias. Dissertação (Mestrado em Ciências da Saúde), Casa de Oswaldo Cruz, FIOCRUZ, 2005.

Osório de Andrade, G. Morão, Rosa&Pimenta. Notícia dos três primeiros livros em vernáculo sobre a medicina no Brasil, Arquivo Público Estadual de Pernambuco, Recife, 1956.

Padilha,P.N.A. Raridades da Natureza e da Arte, Divididas pelos Quatro Elementos, Oficina Patriarcal de Francisco Luiz Ameno, Lisboa, 1759.

Page, T.G. , editor. Hippocrates, The Loeb Classical Library, Harvard University Press, London, 1957.

Papineau, D. Filosofia - Grandes pensadores, principais fundamentos e escolas filosóficas, Publifolha, S. Paulo, 2009.

Pan American Health Organization. EID Updates: Emerging and Reemerging Infectious Diseases, Region of the Americas. Dengue in Rio de Janeiro, Brazil, vol. 5, nº 9 (26 March 2008).

Perrenoud, P. Avaliação entre duas Lógicas, Artmed, Porto Alegre, 1999.

_____. A prática reflexiva no ofício de professor: profissionalização e razão pedagógica, Artmed, Porto Alegre, 2002.

Philippe,H. Les Premiers Soins et Secours D'urgence, Bourg Imprimerie du Journal, Paris, 1909.

Pinel,M. Abrégé des Transactions Philosophiques de La Société Royale de Londres. Médecine et Chirurgie, Chez Buisson, Paris, 1791.

Pires, A. S. T. Evolução das idéias da Física, 2ª edição, Livraria da Física, S. Paulo, 2008.

Platão, Diálogos. Abril Cultural, S. Paulo, 1972.

Poland, G.A. et al. SARS-CoV-2 immunity: review and candidates of phase 3 vaccine candidates. Lancet 2020; 396: 1595-1606.

Porter, R. Medicina, a história da cura. Livros&Livros, Lisboa, 2002.

Powers, A. Diabetes mellitus. In Harrison's endocrinology, 16th ed., McGraw-Hill, New York, 2006.

Rapport,S. and Wright,H. Great adventures in medicine. The dial press, New York, 1961.

Reis Junior, A. O primeiro a utilizar anestesia em cirurgia não foi um dentista. Foi o médico Crawford Williamson Long, Revista Brasileira de Anestesiologia; 56(3):304-324, 2006.

Ribeiro,L. Medicina no Brasil Colonial, Rio de Janeiro, 1971.

_____. Medicina no Brasil, Imprensa Nacional, Rio de Janeiro, 1940.

Robbins, F.E. Tetrabiblos, Book Three: of bodily injuries and diseases. Harvard University Press, 1940.

Rocha,L A. Annaes da medicina Pernambucana (1842-1844), Secretaria de Educação e Cultura de Pernambuco, Recife, 1977.

Root-Bernstein,R. e Root-Bernstein,M. A incrível história dos remédios, Editora Campus Ltda., Rio de Janeiro, 1998.

Roberts, J.M. História do Mundo, 3ª edição, Ediouro, Rio de Janeiro, 2001.

Rosen,G. Uma História da Saúde Pública, 2ªEdição, Editora UNESP,S. Paulo, 1994.

Russel,B. História da Filosofia Ocidental,3 volumes, Companhia Editora Nacional, S. Paulo, 1957.

_____. História do Pensamento Ocidental, Ediouro Publicações S. A .,Rio de Janeiro, 2001.

Safranski, R. Heidegger, um mestre entre o bem e o mal ,Geração Editorial, S. Paulo, 2000.

Santos Filho, L. História geral da medicina brasileira, 2 vols., Hucitec, S. Paulo, 1977.

_____. Pequena história da medicina brasileira, S.Paulo Editora S.A., S. Paulo, 1966.

Santos,R.V. e Coimbra Jr.,C.E.A ., organizadores. Saúde & Povos Indígenas, Editora Fiocruz, Rio de Janeiro, 1994.

Sasson, D. Mona Lisa - a história da pintura mais famosa do mundo, Editora Record, Rio de Janeiro, 2004.

Scliar,M. A paixão transformada. História da medicina na literatura. Companhia das Letras, S. Paulo, 1996.

Scliar,M. e Chagas Filho, C. Médicos, HC-FMUSP, edição especial, ano 1, nº 5, dezembro de 1998.

Self, W.H. et al. Effect of hydroxychloroquine on clinical status at 14 days in hospitalized patients with COVID-19. JAMA 2020; 22240: 1-11.

Senet, A. O homem descobre o seu corpo(o romance da fisiologia).Editora Itatiaia Ltda., Belo Horizonte, 1958.

Segre,M. e Cohen, C. Bioética, 2ª edição, Edusp, 1999.

Shipley,A. E. editor. Lectures on the history of physiology, Cambridge University Press, Cambridge, 1901.

Schopenhauer, A . A Sabedoria da Vida, Golden Books, S. Paulo, 2007.

Silva, M.R.B.; Ferla, L.e Gallian, D.M.C. Uma "biblioteca sem paredes": história da criação da BIREME. História, Ciências, Saúde – Manguinhos, Rio de Janeiro, v. 13(1):91-112, 2006.

Silvers, R.B., organizador. Histórias esquecidas da ciência, Paz e Terra, S. Paulo, 1997.

Simmons, J. Os 100 maiores cientistas da história, Editora Bertrand do Brasil, Rio de Janeiro, 2002.

Simmons, J.G. Médicos & Descobridores, Vidas que criaram a medicina de hoje, Editora Record, Rio de Janeiro, 2004.

Singer,C. Uma breve história da anatomia e fisiologia desde os gregos até Harvey, Editora da Unicamp, Campinas, 1996.

_____. Science, Medicine and History, 2 vols.,Oxford University Press, London, 1953.

Smith, A. A riqueza das Nações, investigação sobre sua natureza e suas causas, Abril S.A., S. Paulo, 1983.

Smith, D. Professor de filosofia quer ressuscitar Freud. http://www.uol.com.br/times/nytimes.Acesso em 04 de novembro de 2000.

Sournia, J.C. História da medicina, Instituto Piaget, Lisboa, 1996.

Sousa, G. História da medicina portuguesa durante a expansão, Temas e Debates – Círculo de Autores, Lisboa, 2013.

Snow, J. On the mode of communication of cholera, London, 1855.

Starobinski,J. História da Medicina, Livraria Morais Editora, Lisboa, 1967.

Stuart-Harris, C.H.; Schild, G.C. Influenza, the viruses and the disease, Edward Arnold Ltd., London, 1976.

Sevcemko, N. A revolta da vacina – mentes insanas em corpos rebeldes, Brasiliense, S. Paulo, 1984.

Sharma, B.K. Contribution of astrology in medicine. Bulletin of the Indian Institute of History of Medicine, vol. 37(1): 45-62, 2007.

Silveira, A.J.T. A medicina e a Influenza espanhola de 1918, Tempo, Rio de Janeiro; nº19: 91-105, 2005.

Tang,W. and Eisenbrand,G. Chinese drugs of plant origin,Springer-Verlag, Berlin, 1992.

Thorwald,J. O século dos cirurgiões, Hemus Editora Ltda.,S. Paulo, 1998.

_____. O segredo dos médicos antigos,Melhoramentos, S.Paulo, 1962.

Toynbee,A. Um Estudo da História,2ª edição, Editora Universidade de Brasília, Brasília, 1987.

Vasconcelos,I. Asclépio historiador, Instituto Brasileiro de História da Medicina, Rio de Janeiro, 1964.

Vieira, S. e Hossne, W. S. A ética e a metodologia científica, Pioneira, S. Paulo, 1998.

Volcy, C. Historia de lós conceptos de causa y enfermedad: paralelismo entre La medicina y La fitopatologia. Iatreia, vol.20(4):407-421, 2007.

Walther,I.F. Obras-primas da pintura ocidental, Taschen, Köln, 2002.

Weatherford, J. A História do Dinheiro. Negócio Editora, 1999.

Weber,M. A ética protestante e o espírito do capitalismo, 4ª edição, Livraria Pioneira Editora, S. Paulo, 1947.

White,M. Leonardo, o primeiro cientista, Editora Record, Rio de Janeiro, 2002.

Wynder, E.L. and Graham, E.A. Tobacco smoking as a possible etiologic factor in bronchiogenic carcinoma. JAMA, vol. 143(4):329-336, 1950.

www.ingramcontent.com/pod-product-compliance
Lightning Source LLC
Chambersburg PA
CBHW031626210526

45464CB00004B/1770